醫療保健 7

病魔剋星
黃帝內經氣功

宋玉琦 著

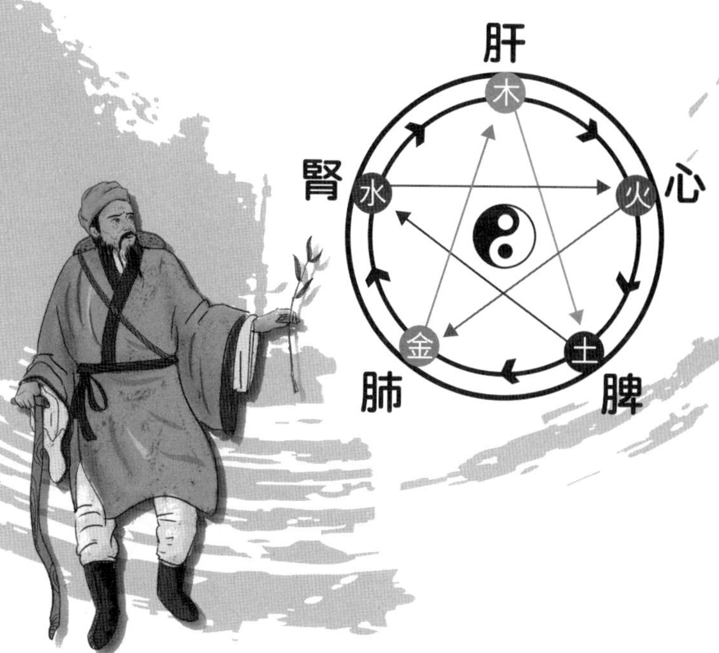

序

黃帝內經氣功被發掘出來後，經文中很多難以理解的部分也獲得了開釋，甚至氣功診斷和治療也展開了前所未有的突破，對有些疾病來說隔空診治方便迅速有效，打破傳統，發揚中醫震撼上場。在現有基礎上，期盼能更進一步實驗造福病患。

幾千年來內經被曲解冷落，現在是要翻轉的時候了，生命解剖也該重新認知了吧。文中八卦類別除了先天八卦和後天八卦之外，增加了今天八卦以充實時空轉換。再者，六十甲子除了陽對陽陰對陰也突破千年枷鎖，打開陽對陰陰對陽的領域，以符合經文假者反之陽生陰長陽殺陰藏的真諦。

本文書寫過程艱辛，承蒙內人生怡斐女士諸多關護體恤，在此謹代表發揚中醫行道向其致謝。並以此文祭慰先父　永成公中醫師在天之靈。

最後一言，人生是美好的，不論貧富貴賤都要珍惜生命，當我們遇到了疾病，要勇敢面對，讓生命有尊嚴。這本書列出了我們可能會遇到的疾病，也提出了一個治療方向，希望人生未來更美好。

宋玉琦　於永和

2019年2月

目錄

第一篇　黃帝內經氣功診斷治療學

診斷法則

氣功診斷時，透過陰陽之人可進行全身透視掃描，自由放大縮小圖像，如果醫者氣功深厚就能一覽無遺，無所遁形。

因天之序，盛衰之時，移光定位，正立而待之（六微旨大論），這是氣功醫者準備進行隔空治療的第一步，醫者南面或北面而立，正視前方陰陽之人，病位出現白光為異常，否則為正常。此乃南政北政之初始。

自當先行運氣，氣出於腦，即室先想心如日，欲將入於疫室，先想青氣自肝而出，左行於東，化作林木。次想白氣自肺而出，右行於西，化作戈甲。次想赤氣自心而出，南行於上，化作燄明。次想黑氣自腎而出，北行於下，化作水。次想黃氣自脾而出，存中央，化作土。五氣護身之畢，以想頭上如北斗之煌煌，然後可入於疫室。（刺法論）

當五氣護體完畢，默唸：在帝太一帝君泥丸君下（本病論）接著默唸欲求之事由，例如今某某某患肺腺癌求治伏賜應驗云云。

從五行之人至陰陽二十五人可知對病者無須對其身體接觸直接發功診治，可採用隔空隔房感應療法，而有短距遠距之別。

陰陽之人立於九宮八風中，醫者發功掃描其身確定病位發光，再以八風發光診治。

陰陽之人皆以八卦方位對應八風，主病者生理機能障礙及細胞病變。八風發光感應，透過陰陽之人能激發出病者對應部位修復機能：

東方嬰兒風主營養生長強壯，東南方弱風主表之病血液中尿酸、膽固醇、血糖等相關的證狀減退，南方大弱風則主裏之病血液內含物之證狀消退。西南方謀風主腦神經系統精神意識證狀，西方剛風主表之免疫系統或生理機能強化，西北方折風主一切腫瘤或腫脹栓塞症狀，北方大剛風主裏之免疫功能或生理機能強化，東北方凶風主急救或心肺復甦。

◆（靈樞九宮八風篇）云：

是故太一入徙立於中宮，乃朝八風，以占吉凶也。風從南方來，名曰大弱風，其傷人也，內舍於心，外在於脈，氣主熱。風從西南方來，名曰謀風，其傷人也，內舍於脾，外在於肌，其氣主為弱。風從西方來，名曰剛風，其傷人也，內舍於肺，外在於皮膚，其氣主為燥。風從西北方來，名曰折風，其傷人也，內舍於小腸，外在於手太陽脈，脈絕則溢，脈閉則結不通，善暴死。風從北方來，名曰大剛風，其傷人也，內舍於腎，外在於骨與肩背之膂筋，其氣主為寒也。風從東北方來，名曰凶風，其傷人也，內舍於大腸，外在於兩脅腋骨下及肢節。風從東方來，名曰嬰兒風，其傷人也，內舍於肝，外在於筋紐，其氣主為身濕。風從東南方來，名曰弱風，其傷人也，內舍於胃，外在肌肉，其氣主體重。此八風皆從其虛之鄉來，乃能病人。三虛相搏，則為暴病卒死。兩實一虛，病則為淋露寒熱。犯其兩濕之地，則為痿。故聖人避風，如避矢石焉。其有三虛而偏中於邪風，則為仆偏枯矣。

◆陰陽之人之臉譜可診斷三陰三陽五臟六腑吉凶：

明堂骨高以起，平以直，五藏次於中央，六府挾其兩側，首面上於闕庭，王宮在於下極，五藏安於胸中。（靈樞五色）

庭者，首面也；闕上者，咽喉也；闕中者，肺也；下極者，心也；直下者，肝也；肝左者，膽也；下者，脾也；方上者，胃也；中央者，大腸也；挾大腸者，腎也；當腎者，臍也；面王以上者，小腸也，面王以下者，膀胱子處也；顴者，肩也；顴後者，臂也；臂下者，手也；目內眥上者，膺乳也；挾繩而上者，背也；循牙車以下者，股也；中央者，膝也；膝以下者，脛也；當脛以下者，足也；巨分者，股裏也；巨屈者，膝臏也。此五藏六府肢節之部也。（靈樞五色）沉濁為內，浮澤為外。黃赤為風，青黑為痛，白為寒，黃而膏潤為膿，赤甚者為血痛，甚為攣，寒甚為皮不仁。五色各見其部，察其浮沉，以知淺深；察其澤夭，以觀成敗；察其散摶，以知遠近；視色上下，以知病處；積神於心，以知往今。故相氣不微，不知是非，屬意勿去，乃知新故。色明不麤，沉夭為甚，不明不澤，其病不甚。其色散，駒駒然，未有聚；其病散而氣痛，聚未成也。

赤色出兩顴，大如拇指者，病雖小愈，必猝死。黑色出於庭，大如拇指，必不病而卒死。

五色之見也，各出其色部。部骨陷者，必不免於病矣。其色部乘襲者，雖病甚，不死矣。其色麤以明，沉夭者為甚，其色上行者，病益甚；其色下行，如雲徹散者，病方已。五色各有藏部，有外部有內部也。色從外部走內部者，其病從外走內；其色從內走外者，其病從內走外。病生於內者，先治其陰，後治其陽，反者益甚。其病生於陽者，先治其外，後治其內，反者益甚。常候闕中，薄澤為風，沖濁為痺。在地為厥。此其常也；各以其色言其病。能別左右，是謂大道；男女異位，故日陰陽。審察澤夭，謂之良工。男子色在於面王，為小腹痛；下為卵痛；其圜直為莖痛，高為本，下為首，狐疝㿉陰之屬也。女子在於面王，為膀胱子處之病，散為痛，摶為聚，方員左右，各如其色形。其隨而下至脈，為淫，有潤如膏狀，為暴食不潔。左為左，右為右。其色有邪，聚散而不端，面色所指者也。色者，青黑赤白黃，皆端滿有別鄉。別鄉赤者，其色赤，大如榆莢，在面王為不日。其色上銳，首空上向，下銳下向，在左右如法。以五色命藏，青為肝，赤為心，白為肺，黃為脾，黑為腎。肝合筋，心合脈，肺合皮，脾合肉，腎合骨也。腎乘心，心先病，腎為應，色皆如是。

以上為氣功醫者透視陰陽之人的五色心法，可診斷出病者病情輕重。當外邪侵犯時，陰陽之人臉部出現榆莢群，聚集鼻上為裏，兩旁臉為表。

從病者陰陽之人臉部診斷五臟六腑吉凶以及三陰三陽六經之變。

大抵診治疾病有標本之分，中氣之治。標者單一治法者，本則須五行運算或八卦運算之治法，中氣則排除標本而以中氣導引之。三陰三陽及四時八風之治屬標，五臟六腑及因天之序屬本不懂標本是謂亂治。今分述如下：

三陰三陽從左右雙眼直下，左為陰右為陽，眉上為金，上瞼為君火，下瞼為相火，依次而下木土水。合病併病一目瞭然。此六經變證屬感染證和血內證居多。

◆六經變證確診後依（靈樞終始）驗證有效：

陽金邪：瀉手陽明大腸經　補手太陰肺經
陽君火：瀉手太陽小腸經　補手少陰心經
陽相火：瀉手少陽三焦經　補手厥陰心包經
陽木邪：瀉足少陽膽經　補足厥陰肝經
陽土邪：瀉足陽明胃經　補足太陰脾經
陽水邪：瀉足太陽膀胱　補足太陰腎經
陰金邪：瀉手太陰肺經　補手陽明大腸經
陰君火：瀉手少陰心經　補手太陽小腸經
陰相火：瀉手厥陰心包　補手少陽三焦經
陰木邪：瀉足厥陰肝經　補足少陽膽經
陰土邪：瀉足太陰脾經　補足陽明胃經
陰水邪：瀉足少陰腎經　補足太陽膀胱經

厥陰所至為裏急，少陰所至為瘍胗身熱，太陰所至為積飲否隔，少陽所至為嚏嘔為瘡瘍，陽明所至為浮虛，太陽所至為屈伸不利，病之常也。厥陰所至為支痛，少陰所至為驚惑惡寒戰慄譫妄，太陰所至為蓄滿，少陽所至為驚躁瞀味暴病，陽明所至為鼽尻陰股膝髀腨骱足病，太陽所至為腰痛，病之常也。厥陰所至為緛戾，少陰所至為悲妄衄衊，太陰所至為中滿霍亂吐下，少陽所至為喉痺耳鳴嘔涌，陽明所至皴揭，太陽所至為寢汗痙，病之常也。厥陰所至為脇痛嘔泄，少陰所至為語笑，太陰所至為重胕腫，少陽所至為暴注瞤瘛暴死，陽明所至為鼽嚏，太陽所至為流泄禁止，病之常也。（素問六元正紀大論）

厥陰之勝，耳鳴頭眩，憒憒欲吐，胃鬲如寒，大風數舉，倮蟲不滋，胠脇氣并，化而為熱，小便黃赤，胃脘當心而痛，上支兩脇，腸鳴飧泄，少腹痛，注下赤白，甚則嘔吐，鬲咽不通。少陰之勝，心下熱善飢，齊下反動，氣遊三焦，炎暑至，木乃津，草乃萎，嘔逆躁煩，腹滿痛溏泄，傳為赤沃。太陰之勝，火氣內鬱，瘡瘍於中，流散於外，病在胠脇，甚則心痛熱格，頭痛喉痺項強，獨勝則濕氣內鬱，寒迫下焦，痛留頂，互引眉間，胃滿，雨數至，燥化乃見，少腹滿腰脽重強，內不便善注泄，足下溫，頭重足脛胕腫，飲發於中，胕腫於上。少陽之勝，熱客於胃，煩心心痛，目赤欲嘔，嘔酸善飢，耳痛溺赤，善驚譫妄，暴熱消爍，草萎水涸，介蟲乃屈，少腹痛下沃赤白。陽明之勝，清發於中，左胠脇痛溏泄，內為嗌塞，外發㿗疝，大涼肅殺，華英改容，毛蟲乃殃，胸中不便，嗌塞而欬。太陽之勝，凝溧且至，非時水冰，羽乃後化，痔瘧發，寒厥入胃，則內生心痛，陰中乃瘍，隱曲不利，互引陰股，筋肉拘苛，血脈凝泣，絡滿色變，或為血泄，皮膚否腫，腹滿食減，熱反上行，頭項囟頂腦戶中痛，目如脫寒入下焦，傳為濡寫。（素問至真要大

論）

厥陰之復，少腹堅滿，裏急暴痛，偃木飛沙，倮蟲不榮，厥心痛，汗發嘔吐，飲食不入，入而復出，筋骨掉眩，清厥，甚則入脾，食痺而吐。衝陽絕，死不治。少陰之復，燠熱內作，煩躁鼽嚏，少腹絞痛，火見燔焫，嗌燥，分注時止，氣動於左，上行於右，欬，皮膚痛，暴瘖心痛鬱冒不知人，乃洒淅惡寒振慄譫妄，寒已而熱，渴而欲飲，少氣骨痿隔腸不便，外為浮腫噦噫，赤氣後化，流水不冰，熱氣大行，介蟲不復，病疿胗瘡瘍癰疽痤痔，甚則入肺，欬而鼻淵。天府絕，死不治。太陰之復，濕變乃舉，體重中滿，食飲不化，陰氣上厥，胸中不便，飲發於中，欬喘有聲，大雨時行，鱗見於陸，頭頂痛重，而掉瘛尤甚，嘔而密默唾吐清液，甚則入腎，竅寫無度。太谿絕，死不治。少陽之復，大熱將至，枯燥燔爇，介蟲乃耗，驚瘛欬衄，心熱煩躁，便數憎風，厥氣上行，面如浮埃，目乃瞤瘛，火氣內發，上為口糜嘔逆，血溢血泄，發而為瘧，惡寒鼓慄，寒極反熱，嗌絡焦槁，渴引水漿，色變黃赤，少氣脈萎，化而為水，傳為胕腫，甚則入肺，欬而血泄。尺澤絕，死不治。陽明之復，清氣大舉，森木蒼乾，毛蟲乃厲，病生胠脇，氣歸於左，善太息，甚則心痛否滿，腹脹而泄，嘔苦欬噦煩心，病在鬲中頭痛，甚則入肝，驚駭筋攣。太衝絕，死不治。太陽之復，厥氣上行，水凝雨冰，羽蟲乃死，心胃生寒，胸膈不利，心痛否滿，頭痛善悲，時眩仆，食減腰脽反痛，屈伸不便，地裂冰堅，陽光不治，少腹控睾，引腰脊上衝心，唾出清水及為噦噫，甚則入心，神門絕，死不治。

五臟六腑有病現於眉心鼻中央直下，依序金火火木土水，左為腑右為臟，聚為實散為虛。

◆五臟六腑有病取之十二原，按五行運算治療：

陽中之少陰，肺也，其原出於太淵，太淵二。陽中之太陽，心也，其原出於大陵，大陵二。陰中之少陽，肝也，其原出於太沖，太沖二。陰中之至陰，脾也，其原出於太白，太白二。陰中之太陰，腎也，其原出於太溪，太溪二。膏之原，出於鳩尾，鳩尾一。肓之原，出於脖胦，脖胦一。凡此十二原者，主治五藏六府之有疾者也（靈樞九鍼十二原）。

當以氣功針進行五行運算補瀉。五臟喜合，甲己合為脾土，乙庚合為肺金，丙辛合為腎水，丁壬合為肝木，戊癸合為心火；六腑喜分，子午分為小腸君火，丑未分為胃土，寅申分為三焦相火，卯酉分為大腸金，辰戌分為膀胱水，巳亥分為膽木。或謂合為相生力，分為相剋力也。故五臟實則瀉之，虛則補之；六腑實則補之，虛則瀉之。《十變》言，肝色青，其臭臊，其味酸，其聲呼，其液泣；心色赤，其臭焦，其味苦，其聲言，其液汗；脾色黃，其臭香，其味甘，其聲歌，其液涎；肺色白，其臭腥，其味辛，其聲哭，其液涕；腎色黑，其臭腐，其味鹹，其聲呻，其液唾。是五藏聲、色、臭、味也。

以上聲色臭味五官耳鼻眼口舌筋脈肉皮骨等相關的疾病皆須以五臟六腑法則診治。四時春夏秋冬以生長收藏分治。聖人春夏養陽，秋冬養陰，陰者藏精而起亟也，陽者衛外而為固也。東方春生主生長細胞強壯，南方夏長主成長擴張防禦外邪，西方秋收主一切收斂功能，北方冬藏主收藏消滅功能。四時各以日月木火土金水七曜運行，總共有二十八星宿相應。

八風發邪，以為經風，觸五藏，邪氣發病。所謂得四時之勝者，春勝長夏，長夏勝冬，冬勝夏，夏勝秋，秋勝春，所謂四時之勝也。東風生於春，病在肝，俞在頸項；南風生於夏，病在心，俞在胸脇；西風生於秋，病在肺，俞在肩背；北風生於冬，病在腎，俞在腰股；中央為土，病在脾，俞在脊。故春氣者病在頭，夏氣者病在藏，秋氣者病在肩背，冬氣者病在四支。故春善病鼽衄，仲夏善病胸脇，長夏善病洞泄寒中，秋善病風瘧，冬善病痺厥。故冬不按蹻，春不鼽衄，春不病頸項，仲夏不病胸脇，長夏不病洞泄寒中，秋不病風瘧，冬不病痺厥飧泄，而汗出也。夫精者身之本也，故藏於精者春不病溫。夏暑汗不出者，秋成風瘧。此平人脈法也。（素問金匱真言論）

因天之序是黃帝內經氣功的極限診斷，利用時間轉換成空間的序列，這個序列對應生命基因的機轉，由六十甲子轉化到七十二卦的過程，這就是因天之序。如下乃因天之序的結構說明：

甲子甲午歲，上少陰火，中太宮土運，下陽明金，熱化二，雨化五，燥化四，所謂正化日也。其化上鹹寒，中苦熱，下酸熱，所謂藥食宜也。

乙丑乙未歲，上太陰土，中少商金運，下太陽水，熱化寒化勝復同，所謂邪氣化日也。災七宮。濕化五，清化四，寒化六，所謂正化日也。其化上苦熱，中酸和，下甘熱，所謂藥食宜也。

丙寅丙申歲，上少陽相火，中太羽水運，下厥陰木。火化二，寒化六，風化三，所謂正化日也。其化上鹹寒，中鹹溫下辛溫，所謂藥食宜也。

丁卯丁酉歲，上陽明金，中少角木運，下少陰火，清化熱化勝復同，所謂邪氣化日也。災三宮。燥化九，風化三，熱化七，所謂正化日也。其化上苦小溫，中辛和，下鹹寒，所謂藥食宜也。

戊辰戊戌歲，上太陽水，中太徵火運，下太陰土。寒化六，熱化七，濕化五，所謂正化日也。其化上苦溫，中甘和，下甘溫，所謂藥食宜也。

己巳己亥歲，上厥陰木，中少宮土運，下少陽相火，風化清化勝復同，所謂邪氣化日也。災五宮。風化三，濕化五，火化七，所謂正化日也。其化上辛涼，中甘和，下鹹寒，所謂藥食宜也。

庚午庚子歲，上少陰火，中太商金運，下陽明金，熱化七，清化九，燥化九，所謂正化日也。其化上鹹寒，中辛溫，下酸溫，所謂藥食宜也。

辛未辛丑歲，上太陰土，中少羽水運，下太陽水，雨化風化勝復同，所謂邪氣化日也。災一宮。雨化五，寒化一，所謂正化日也。其化上苦熱，中苦和，下苦熱，所謂藥食宜也。

壬申壬寅歲，上少陽相火，中太角木運，下厥陰木，火化二，風化八，所謂正化日也。其化上鹹寒，中酸和，下辛涼，所謂藥食宜也。

癸酉癸卯歲，上陽明金，中少徵火運，下少陰火，寒化雨化勝復同，所謂邪氣化日也。災九宮。燥化九，熱化二，所謂正化日也。其化上苦小溫，中鹹溫，下鹹寒，所謂藥食宜也。

甲戌甲辰歲，上太陽水，中太宮土運，下太陰土，寒化六，濕化五，正化日也。其化上苦熱，中苦溫，下苦溫，藥食宜也。

乙亥乙巳歲，上厥陰木，中少商金運，下少陽相火，熱化寒化勝復同，邪氣化日也。災七宮。風化八，清化四，火化二，正化度也。其化上辛涼，中酸和，下鹹寒，藥食宜也。

丙子丙午歲，上少陰火，中太羽水運，下陽明金，熱化二，寒化六，清化四，正化度也。其化上鹹寒，中鹹熱，下酸溫，藥食宜也。

丁丑丁未歲，上太陰土，中少角木運，下太陽水，清化熱化勝復同，邪氣化度也。災三宮。雨化五，風化三，寒化一，正化度也。其化上苦溫，中辛溫，下甘熱，藥食宜也。

戊寅戊申歲，上少陽相火，中太徵火運，下厥陰木，火化七，風化三，正化度也。其化上鹹寒，中甘和，下辛涼，藥食宜也。

己卯己酉歲，上陽明金，中少宮土運，下少陰火，風化清化勝復同，邪氣化度也。災五宮。清化九，雨化五，熱化七，正化度也，其化上苦小溫，中甘和，下鹹寒，藥食宜也。

庚辰庚戌歲，上太陽水，中太商金運，下太陰土。寒化一，清化九，雨化五，正化度也。其化上苦熱，中辛溫，下甘熱，藥食宜也。

辛巳辛亥歲，上厥陰木，中少羽水運，下少陽相火，雨化風化勝復同，邪氣化度也。災一宮。風化三，寒化一，火化七，正化度也。其化上辛涼，中苦和，下鹹寒，藥食宜也。

壬午壬子歲，上少陰火，中太角木運，下陽明金。熱化二，風化八，清化四，正化度也。其化上鹹寒，中酸涼，下酸溫，藥食宜也。

癸未癸丑歲，上太陰土，中少徵火運，下太陽水，寒化雨化勝復同，邪氣化度也。災九宮。雨化五，火化二，寒化一，正化度也。其化上苦溫，中鹹溫，下甘熱，藥食宜也。

甲申甲寅歲，上少陽相火，中太宮土運，下厥陰木。火化二，雨化五，風化八，正化度也。其化上鹹寒，中鹹和，下辛涼，藥食宜也。

乙酉乙卯歲，上陽明金，中少商金運，下少陰火，熱化寒化勝復同，邪氣化度也。災七宮。燥化四，清化四，熱化二，正化度也。其化上苦小溫，中苦和，下鹹寒，藥食宜也。

丙戌丙辰歲，上太陽水，中太羽水運，下太陰土。寒化六，雨化五，正化度也。其化上苦熱，中鹹溫，下甘熱，藥食宜也。

丁亥丁巳歲，上厥陰木，中少角木運，下少陽相火，清化熱化勝復同，邪氣化度也。災三宮。風化三，火化七，正化度也。其化上辛涼，中辛和，下鹹寒，藥食宜也。

戊子戊午歲，上少陰火，中太徵火運，下陽明金。熱化七，清化九，正化度也。其化上鹹寒，中甘寒，下酸溫，藥食宜也。

己丑己未歲，上太陰土，中少宮土運，下太陽水，風化清化勝復同，邪氣化度也。災五宮。雨化五，寒化一，正化度也。其化上苦熱，中甘和，下甘熱，藥食宜也。

庚寅庚申歲，上少陽相火，中太商金運，下厥陰木。火化七，清化九，風化三，正化度也。其化上鹹寒，中辛溫，下辛涼，藥食宜也。

辛卯辛酉歲，上陽明金，中少羽水運，下少陰火，雨化風化勝復同，邪氣化度也。

災一宮。清化九，寒化一，熱化七，正化度也。其化上苦小溫，中苦和，下鹹寒，藥食宜也。

壬辰壬戌歲，上太陽水，中太角木運，下太陰土。寒化六，風化八，雨化五，正化度也。其化上苦溫，中酸和，下甘溫，藥食宜也。

癸巳癸亥歲，上厥陰木，中少徵火運，下少陽相火，寒化雨化勝復同，邪氣化度也。災九宮。風化八，火化二，正化度也。其化上辛涼，中鹹和，下鹹寒，藥食宜也。（素問六元正紀大論）

以上六十甲子為陽對陽陰對陰的序列，而陽生陰長，陽殺陰藏（素問陰陽應象大論），六十甲子的反序列如下：

甲卯 甲酉歲

乙辰 乙戌歲

丙巳 丙亥歲

丁午 丁子歲

戊未 戊丑歲

己申 己寅歲

庚酉 庚卯歲

辛戌 辛辰歲
壬亥 壬巳歲
癸子 癸午歲
甲丑 甲未歲
乙寅 乙申歲
丙卯 乙酉歲
丁辰 丁戌歲
戊巳 戊亥歲
己午 己子歲
庚未 庚丑歲
辛申 辛寅歲
壬酉 壬卯歲
癸戌 癸辰歲
甲亥 甲巳歲
乙子 乙午歲
丙丑 丙未歲

丁寅丁申歲

戊卯戊酉歲

己辰己戌歲

庚巳庚亥歲

辛午辛子歲

壬未壬丑歲

癸申癸寅歲

氣功醫者從陰陽之人因天之序中診斷出病情，再加以治療。從（靈樞本輸）得知因天之序的對應穴位如下：

肺出於少商，少商者，手大指端內側也，為井木；溜於魚際，魚際者，手魚也，為滎；注於太淵，太淵，魚後一寸陷者中也，為腧；行於經渠，經渠，寸口中也，動而不居，為經；入於尺澤，尺澤，肘中之動脈也，為合，手太陰經也。

心出於中沖，中沖，手中指之端也，為井木；溜於勞宮，勞宮，掌中中指本節之內間也，為滎；注於大陵，大陵，掌後兩骨之間方下者也，為腧；行於間使，間使之道，兩筋之間，三寸之中也，有過則至，無過則止，為經；入於曲澤，曲澤，肘內廉下陷者之中也，屈而得之，為合，手少陰也。

肝出於大敦，大敦者，足大指之端及三毛之中也，為井木；溜於行間，行間，足大指間也，為滎；注於太沖，太沖，行間上二寸陷者之中也，為腧；行於中封，中封，內踝之前一寸半，陷者之中，使逆則宛，使和則通，搖足而得之，為經；入於曲泉，輔骨之下，大筋之上也，屈膝而得之，為合，足厥陰也。

脾出於隱白，隱白者，足大指之端內側也，為井木；溜於大都，大都，本節之後，下陷者之中也，為滎；注於太白，太白，腕骨之下也，為腧；行於商丘，商丘，內踝之下，陷者之中也，為經；入於陰之陵泉，陰之陵泉，輔骨之下，陷者之中也，伸而得之，為合，足太陰也。

腎出於湧泉，湧泉者，足心也，為井木；溜於然谷，然谷，然骨之下者也，為滎；注於太溪，太溪內踝之後，跟骨之上陷中者也，為腧；行於復留，復留，上內踝二寸，動而不休，為經；入於陰谷，陰谷，輔骨之後，大筋之下，小筋之上也，按之應手，屈膝而得之，為合，足少陰經也。

膀胱出於至陰，至陰者，足小指之端也，為井金；溜於通谷，通谷，本節之前外側也，為滎；注於束骨，束骨，本節之後，陷者中也，為腧；過於京骨，京骨，足外側大骨之下，為原；行於崑崙，崑崙，在外踝之後，跟骨之上，為經；入於委中，委中，膕中央，為合，委而取之，足太陽也。

膽出於竅陰，竅陰者，足小指次指之端也，為井金；溜於俠溪，俠溪，足小指次指之間也，為榮；注於臨泣，臨泣，上行一寸半陷者中也，為腧；過於丘墟，丘墟，外踝之前下，陷者中也，為原；行於陽輔，陽輔，外踝之上，輔骨之前，及絕骨之端也，為經；入於陽之陵泉，陽之陵泉，在膝外陷者中也，為合，伸而得之，足少陽也。

胃出於厲兌，厲兌者，足大指內次指之端也，為井金；溜於內庭，內庭，次指外間也，為榮；注於陷谷，陷谷者，上中指內間上行二寸陷者中也，為腧；過於沖陽，沖陽，足跗上五寸陷者中也，為原，搖足而得之；行於解溪，解溪，上衝陽一寸半陷者中也，為經；入於下陵，下陵，膝下三寸，胻骨外三里也，為合；復下三里三寸為巨虛上廉，復下上廉三寸為巨虛下廉也，大腸屬上，小腸屬下，足陽明胃脈也，大腸小腸，皆屬於胃，是足陽明也。

三焦者，上合手少陽，出於關沖，關沖者，手小指次指之端也，為井金；溜於液門，液門，小指次指之間也，為榮；注於中渚，中渚，本節之後陷者中也，為腧；過於陽池，陽池，在腕上陷者之中也，為原；行於支溝，支溝，上腕三寸，兩骨之間陷者中也，為經；入於天井，天井，在肘外大骨之上陷者中也，為合，屈肘乃得之；三焦下腧，在於足大指之前，少陽之後，出於膕中外廉，名曰委陽，是太陽絡也。手少陽經也。三焦者，足少陽太陰之所將，太陽之別也，上踝五寸，別入貫腨腸，出於委陽，並太陽之正，入絡膀胱，約下焦，實則閉癃，虛則遺溺，遺溺則補之，閉癃則瀉之。

手太陽小腸者，上合手太陽，出於少澤，少澤，小指之端也，為井金；溜於前谷，前谷，在手外廉本節前陷者中也，為滎；注於後溪，後溪者，在手外側本節之後也，為腧；過於腕骨，腕骨，在手外側腕骨之前，為原；行於陽谷，陽谷，在銳骨之下陷者中也，為經；入於小海，小海，在肘內大骨之外，去端半寸陷者中也，伸臂而得之，為合，手太陽經也。大腸上合手陽明，出於商陽，商陽，大指次指之端也，為井金；溜於本節之前二間，為滎；注於本節之後三間，為腧；過於合谷，合谷，在大指岐骨之間，為原；行於陽溪，陽溪，在兩筋間陷者中也，為經；入於曲池，在肘外輔骨陷者中，屈臂而得之，為合，手陽明也。是謂五藏六府之腧，五五二十五腧，六六三十六腧也。六府皆出足之三陽，上合於手者也。

除了手足三陰三陽井合穴之外，另有散佈頭與軀幹的井合穴。

因天之序治本的方式須先分辨春夏秋冬四時，對應井滎俞經合，各有十二經以十二支運算診治。

因天之序的結構從干支轉化為八卦序列的過程如下：

首先氣功醫者面向陰陽之人，頭頂河圖腳踩洛書，河圖象天干也，甲乙丙丁戊己庚辛王癸。洛書象地支也，子丑寅卯辰巳午未申酉戌亥。

氣功醫者以所見，發光定位上下合成干支。干支出現後必須轉化成數，利用數術簡化八卦運算，八卦的數術對應有三種如下：

先天八卦：乾9兌7離3震1坤6艮8坎2巽4

後天八卦：乾9巽4離3艮8震1坤6兌7坎2

今天八卦：乾9巽4離3兌7坤6震1坎2艮8

以上三卦的相對方位依序為：

南方↓東南方↓東方↓東北方↓北方↓西北方↓西方↓西南方

因天之序六十甲子時間能分為上下兩組，甲子↓癸巳為上南天，甲午↓癸卯為下北地。時間能進入八卦空間產生了五行運氣，支撐起天人地三才展開八卦序列。而天才為先天八卦，人才為後天八卦，地才為今天八卦。

八卦透過十二地支與三陰三陽產生對應關係，在陰陽之人的架構如下：

聖人南面而立，前曰廣明，後曰太衝，太衝之地，名曰少陰，少陰之上，名曰太陽，太陽根起於至陰，結於命門，名曰陰中之陽。中身而上，名曰廣明，廣明之下，名曰太陰，太陰之前，名曰陽明，陽明根起於厲兌，名曰陰中之陽。厥陰之表，名曰少陽，少陽根起於竅陰，名曰陰中之少陽。是故三陽之離合也，太陽為開，陽明為闔，少陽為樞。三經者，不得相失也，搏而勿浮，命曰一陽。外者為陽，內者為陰，然則中為陰，其衝在下，名曰太陰，太陰根起於隱白，名曰陰中之陰。太陰之後，名曰少陰，少陰根起於涌泉，名曰陰中之少陰。少陰之前，名曰厥陰，厥陰根起於大敦，陰之絕陽，名曰陰之絕陰。是故三陰之離合也，太陰為開，厥陰為闔，少陰為樞。三經者，不得相失也。摶而勿沈，名曰一陰。陰陽𩐋𩐋，積傳為一周，氣裏形表而為相成也。（素問陰陽離合論）

甲己之歲，土運統之。乙庚之歲，金運統之。丙辛之歲，水運統之。丁壬之歲，木運統之。戊癸之歲，火運統之。帝曰：其於三陰三陽，合之柰何。鬼臾區曰：子午之歲，上見少陰。丑未之歲，上見太陰。寅申之歲，上見少陽。卯酉之歲，上見陽明。辰戌之歲，上見太陽。巳亥之歲，上見厥陰。少陰，所謂標也，厥陰，所謂終也。（天元紀大論）

所以三陰三陽與十二地支在陰陽之人的配置為：

前胸為太陰丑未，後上背為少陽寅申，

前上腹陽明卯酉，後上腰少陰子午，

前少腹厥陰巳亥，後下腰太陽辰戌。

從陰陽之人診斷取得干支後，由干轉化為數則為人才，由五行生成之數編列：

甲5己0為土

乙4庚9為金

丙1辛6為水

丁8壬3為木

戊7癸2為火

由支轉化為數則有兩種，上南為天，下北為地，太陰對應太陽，厥陰對應少陽，少陰對應陽明，皆陰對陽，陽對陰。

所謂上下者，歲上下見陰陽之所在也。左右者，諸上見厥陰，左少陰右太陽。見少陰，左太陰右厥陰。見太陰，左少陽右少陰。見少陽，左陽明右大陰。見陽明，左太陽右少陽。見太陽，左厥陰右陽明。所謂面北而命其位，言其見也。厥陰在上則少陽在下，左陽明右太陰。少陰在上則陽明在下，左太陽右少陽。太陰在上則太陽在下，左厥陰右陽明。少陽在上則厥陰在下，左少陰右太陽。陽明在上則少陰在下，左太陰右厥陰。太陽在上則太陰在下，左少陽右少陰。所謂面南而命其位，言其見也。上下相遘，寒暑相臨，氣相得則和，不相得則病。（素問五運行大論）

例如：甲子為上南天，五運為土5，子2天對酉地9，所以八卦序列為259主軸轉化為

逆時針 24973168

逆時針 5(7)2943816

順時針 94376128

由此序列診斷出爻變，土運當刺腧穴，天爻刺手三陽，地爻刺足三陽，人爻刺背腧。

有關人爻對應穴道，散見於全身，內經相關論述有：

東風生於春，病在肝，俞在頸項；南風生於夏，病在心，俞在胸脇；西風生於秋，病在肺，俞在肩背；北風生於冬，病在腎，俞在腰股；中央為土，病在脾，俞在脊。故春氣者病在頭，夏氣者病在藏，秋氣者病在肩背，冬氣者病在四支。（素問金匱真言論）

八卦序列再進行爻變：

三而三之，合則為九，九分為九野，形成七十二卦：如上甲子259之七十二卦為

天 24973168
29438167
28943761
人 52943816
56128943
53168249
地 94376128
97316824
94381672

從七十二卦序列對應基因密碼非神明實難大全也，所以說望而知之謂之神。

天以六為節，地以五為制。周天氣者，六碁為一備，終地紀者，五歲為一周。君火以明，相火以位。五六相合而七百二十氣，為一紀，凡三十歲，千四百四十氣，凡六十歲，而為一周，不及太過，斯皆見矣。（天元紀大論）

每個干支各有天8人8地8合為24卦，天南720卦，地北720卦，六十甲子合為1440卦。此與一天24小時1440分相合，值得深思。

十二地支與三陰三陽的對應除了上述天才地才的對應外，人才的對應則如下：

甲辰甲戌太宮，下加太陰，壬寅壬申太角，下加厥陰，庚子庚午太商，下加陽明，如是者三。癸巳癸亥少徵，下加少陽，辛丑辛未少羽，下加太陽，癸卯癸酉少徵，下加少陰，如是者三。戊子戊午太徵，上臨少陰，戊寅戊申太徵，上臨少陽，丙辰丙戌太羽，上臨太陽，如是者三。丁巳丁亥少角，上臨厥陰，乙卯乙酉少商，上臨陽明，己丑己未少宮，上臨太陰，如是者三。除此二十四歲，則不加不臨也。（六元正紀大論）

因天之序的終極診治針對所有終極病，必須醫病耐心合作脫離病痛。

治療方向

氣功治療的醫理和藥物治療的藥理是不同的，但治療方向是一致的。例如止痛的藥理作用和氣功的醫理作用卻是異曲同工。而相同的病證每個人的病理雖然一樣，但是病因可能不同，所以治療方向就會不一樣。這和每個人的體質有關。解熱鎮痛的藥理作用會出現在每個人的身上，但是每個人的療效會不一樣。由於體質的關係，相同的感冒每個人的六經變證會不一樣。因此氣功治療時沒有千篇一律的準則，相同的病證卻有不同的治法。再者，氣功診治並無法適用於任何所有的疾病，尤其對於胚胎成型的先天組織器官，例如大血管轉位主要出現在上腔動脈、上腔靜脈、肺動脈、肺靜脈和主動脈，由血管連接位置錯誤所造成，若不加以治療極易死亡。這種先天疾病必須要外科手術直接將錯位血管剪接至正確管道上。還有，對於良性腫瘤、結石、血栓三種有形異物，除了血栓另兩種跟氣功實力有關。而氣功診治的真諦在於利用人體陰陽結構存在的事實，做一種簡易迅速具有療效的執行。例如感冒發燒咳嗽，主流醫學經X光確診，三天內服藥加上咳嗽藥水，可能延續一個星期；而中醫用藥或針灸也差不多。比較起來氣功診治真是方便不少。今以有限篇幅將一般常見疾病的治療方向建議如下，以茲參考，並請同道指正是幸：

1、**解熱**：大凡微生物外邪引起的病都會發燒，必須從三陰三陽和八風診治。首先要分表剛風裏大剛風的原則發功（意念加持，不用發氣，全部準此隔空治療），半表半裏則剛風和大剛風同時發功。增強免疫力。再從三陰三陽診治。另外不明原因發燒或非典型發燒有治標而得者，有治本而得者，或標而本之，當檢視陰陽之人判定。

病例：六月小兒，女，發高燒40℃流鼻涕，乾咳，奶量正常，氣功隔空診治，發功剛風和大剛風，六經陽君火異常，瀉手太陽小腸經，補手少陰心經，燒退。

病例：男，45歲，寒熱，頭痛，全身酸痛。氣功掃描得知六經無礙，以八風診治，加強剛風免疫功能，熱退痛減。

2、**鎮痛**：氣功止痛的機轉無法從現代醫學生理解析的角度解釋，必須從八風六經治標，找出痛因。例如骨折引起的痛，接骨手術乃首務。

病例：男，61歲，閃腰劇痛無法站立，以八風弱風減輕疼痛，剛風增強免疫力，六經出現太陰土異常，故瀉足太陰脾經，補足陽明胃經，痛減，一日兩次癒。靈樞終始篇云：人迎一盛，寫足少陽而補足厥陰，二寫一補，日一取之，必切而驗之，疏取之，上氣和乃止。人迎二盛，寫足太陽補足少陰，二寫一補，二日一取之，必切而驗之，疏取之，上氣和乃止。人迎三盛，寫足陽明而補足太陰，二寫一補，日二取之，必切而驗之，疏取之，上氣和乃止。脈口一盛，寫足厥陰而補足少陽，二補一寫，日一取之，必切而驗之，疏而取，上氣和乃止。脈口二盛，寫足少陰而補足太陽，二補一寫，二日一取之，必切而驗之，疏取之，上氣和乃止。脈口三盛，寫足太陰而補足陽明，二補一寫，日二取之，必切而驗之，疏而取之，上氣和乃止。所以日二取之者，太、陽主胃，大富於穀氣，故可日二取之也。

3、癌：隔空氣功治癌以四時八風診治治標初期是有效的。至於中後期效果如何，因沒相關的病例無從證明，但相信有一定的療效。由於癌症是基因突變，除了四時八風治標外，必須以因天之序診治才能治本。

病例：婦女，60歲，白帶陰道奇癢，內檢發現菜花5公分大小，施以折風加冬藏，一週後菜花消失，卻在陰道的另一邊長了一個5公分腫瘤，再施以折風冬藏，數天後內檢腫瘤不見。

4、上呼吸道感染：凡是病毒引起的病不管大小都準此診治。第一，分表裏以剛風大剛風增強免疫系統。第二，春生夏長增強陰陽，第三，六經診治，分別合病併病，鍥而不捨仔細追蹤，直到六經正常。

病例：一歲女嬰，咳又鼻涕，隔空診治，施以剛風大剛風，春生，瀉手陽明大腸經，補手太陰肺經。

5、**嬰兒哭不停：**幾月大的嬰兒哭不停，氣功醫者以四時八風透視，以外感病毒和胃腸消化系統居多，大多施以春生夏長協助其生長正常發育，大剛風和剛風靈活運用。六經掃描更可萬舉萬當。

病例：三月大女嬰，哭鬧不停，氣功醫者檢視八風，嬰兒腹部發光，隨以大剛風診治癒，哭停。

6、**多年手臂痛：**50歲女，因上下班右手臂長年挽包包，煮伙食時右手拿鍋鏟，多年手臂痛，時好時壞。氣功醫者施以春生夏長，配合剛風癒。

7、**骨癌：**男50歲，右足脛骨下端外側隆起長6公分，寬2公分，不規則狀。足背水腫。氣功醫者診治以藏冬折風一週後消退腫瘤不見。

8、**食物中毒：**女，60歲，吃牛肉火鍋，半夜時腹痛上吐下瀉，氣功醫者施以嬰兒風、大剛風緩解，瀉手陽明大腸經，補手太陰肺經，瀉足陽明胃經，補足太陰脾經癒。此證因人而異，必須審視六經變證診治。

9、**酒醉：**女，37歲，聚餐應酬不勝酒力醉吐不堪，氣功醫者施以嬰兒風大剛風，安睡到天亮。

10、**甲溝炎：**一歲女嬰左足拇趾外側紅腫痛，施以剛風而癒。

11、**嬰兒夢驚嚇哭：**六月大女嬰睡夢中驚嚇大哭，施以秋收哭停安睡。

12、**腦炎**：高燒不退，嘔吐，頭痛，意識不清，手足抽搐是病毒引起的腦炎的證候，腦部腫脹。氣功醫者透視陰陽之人頭部發光，施以剛風折風春生夏長，再以六經變證施治，因人而異也。重症者腦部壞死，必須於因天之序搶救，半生半死矣。

13、**脊椎側彎**：從胚胎學的觀點重度先天脊椎側彎以外科矯正為首選，後天脊椎側彎以推拿整脊為主。氣功醫者施以嬰兒風春生夏長強壯固骨之。掃描陰陽之人的脊椎緩緩拉開，將每節脊椎重新擺正。

14、**小兒麻痺（脊髓灰質炎）**：病者大都早期無任何證狀，病發時下肢無力萎縮，氣功醫者抗病毒施以春生夏長剛風配合六經，再以因天之序氣功針治。

15、**腦震盪**：頭部遭受重擊引起腦部震動導致昏暈，噁心嘔吐，意識不清。除了靜養，氣功醫者施以折風嬰兒風大剛風，配合臨床診治。

16、**老人痴呆、失智症、阿茲海默症**：針對腦神經細胞退化或死亡，除了施以謀風四時六經之外，重點在因天之序的多重氣功針刺，尋求突破。

17、**帕金森氏症**：此乃腦運動神經退化引起的病症，氣功醫者掃描病者頭部發現有神經硬化的光，除了謀風嬰兒風春生夏長，仍須以因天之序診治。

18、**庫賈氏症，狂牛病**：此乃一種致病蛋白引起的腦病，建議施以謀風折風冬藏，再以因天之序診治。

19、**腦癌，腦膜瘤：**氣功醫者掃描陰陽之人發現頭部有類葡萄串黑點，施以謀風折風冬藏，再以因天之序診治。

20、**憂鬱症：**此症除了多鼓勵接觸大自然與人群之外，配合修習氣功為絕佳途逕，氣功醫者施以謀風嬰兒風診治。

21、**躁鬱症：**當病者發狂時施以弱風大弱風謀風秋收，再以因天之序診治。

22、**恐慌症：**以謀風因天之序診治。

23、**焦慮症：**以謀風因天之序診治。

24、**自閉症：**以謀風因天之序診治。

25、**強迫症：**以謀風因天之序診治。

26、**懼高症：**以謀風因天之序診治。

27、**恐慌症：**以謀風因天之序診治。

28、**思覺失調症：**以謀風因天之序診治。

29、**社交恐懼症：**以謀風因天之序診治。

30、**亞斯柏格症候群：**以謀風因天之序診治。

31、**大腸激躁症：**以大剛風診治。

32、**厭食症：**以大剛風謀風診治。

33、**暴食症**：以大剛風謀風因天之序診治。

34、**過動症合併注意力不集中**：以謀風秋收診治。

35、**拔毛癖**：以謀風因天之序診治。

36、**性別不安症**：以謀風因天之序診治。

37、**性變態**：以謀風因天之序診治。

38、**性障礙**：冷感無性慾以謀風嬰兒風秋收冬藏，藏精而起亟也。當先審視六經辨證。勃起障礙診治以謀風嬰兒風臟腑因天之序。早泄診治以秋收。無高潮診治以嬰兒風大剛風剛風秋收。性疼痛以大剛風剛風診治。高潮後遺症診治以剛風大剛風六經臟腑。骨盆障礙診治以剛風大剛風嬰兒風。

39、**心律不整**：控制心臟跳動是右心房的竇房結，經由房室結、希氏徑，把電刺激由心房傳到心室，讓心臟收縮跳動，維持正常的血流。當路徑其中一個有問題，就會導致心跳不正常，變成心律不整。心律不整一般分為快速心律、慢性心律及不規則早期收縮三大類。

而心律不整的4大因素有：1.自主神經興奮：咖啡、茶、酒的刺激都可能讓心跳加快。另外，醫療用於發燒、治療氣喘、鼻塞等藥物，也可能引起心悸。2.壓力或緊張：當人處在壓力或緊張的情緒下，心跳會加快，可能引起不規律的現象，所以，患有焦慮症、恐慌、精神容易緊張的人，儘管心臟本身正常，也可能會引起心跳速率不規則而引起心悸。3.疾病影響：若患有冠心病、先天性心臟病、心臟瓣膜炎等，也會出現心律不整；此外，代謝異常疾病，譬如甲狀腺機能亢進、低血壓、低血糖、貧血等問題，也可能會心律不整。4.若心臟竇房結多出一或兩個以上，或多出傳導路徑，也會使得心跳速率過快或不規則。影響心跳的因素很多。呈現在手太陰寸關尺浮中沉三部九候的脈象與心跳的關係，是黃帝內經的精髓，乃陰陽剛柔時空交換的縮影，與氣功診斷法則是有別的，氣功醫者當審慎診治之。

40、**冠心病：**以折風為主，配合臟腑診治。

41、**心房顫動：**以臟腑為主，配合秋收嬰兒風。

42、**心內膜炎：**以臟腑為主，配合六經四時大剛風。

43、**肺性心：**以臟腑為主，配合六經四時因天之序。

44、**心肌炎：**以臟腑為主，配合四時六經大剛風。

45、**風溼性心臟病：**以臟腑為主，配合四時六經大剛風。

46、**心肌梗塞：**急救以凶風折風嬰兒風大剛風臟腑，急送大醫院作心導管手術。

47、**冠狀動脈阻塞：**以折風臟腑為主，配合四時因天之序。

48、**周邊動脈阻塞：**以折風臟腑為主，配合四時因天之序。

49、**擴張性心肌病**：診治以臟腑秋收折風四時因天之序。

50、**心房中膈缺損**：先天性缺損以外科手術為主，診治以嬰兒風春生夏長臟腑因天之序。

51、**心室中膈缺損**：同上。

52、**心內膜墊缺損**：同上。

53、**主動脈瓣狹窄**：同上。

54、**肺動脈瓣狹窄**：同上。

55、**主動脈窄縮**：同上。

56、**開放性動脈導管**：以外科手術為主，診治以春生夏長嬰兒風因天之序。

57、**大血管轉位**：先天性畸形以外科手術治療。

58、**法洛氏四合症**：同上。

59、**出血性中風**：止血化血恢復意識三管齊下，診治以秋收折風嬰兒風剛風臟腑六經因天之序。

60、**阻塞性中風**：以化血恢復意識為主，診治以折風冬藏剛風臟腑六經因天之序。

61、**雷諾氏症**：血管痙攣診治以弱風謀風冬藏臟腑六經。

62、**高血壓**：診治以大弱風弱風折風冬藏六經臟腑因天之序。

63、**高血糖**：診治以大弱風弱風六經臟腑因天之序。

64、**高血脂**：診治以大弱風弱風六經臟腑因天之序。

65、**上呼吸道感染感冒**：診治以大剛風剛風六經臟腑春生夏長。

66、**下呼吸道感染肺炎**：診治以大剛風剛風六經臟腑春生夏長。

67、**非典型肺炎**：同上。

68、**氣喘**：以夏長擴張氣管為主，配合大剛風六經臟腑因天之序。

69、**支氣管炎氣管枝炎**：診治以大剛風六經臟腑。

70、**慢性支氣管炎**：診治以大剛風六經臟腑四時。

71、**肺結核**：診治以嬰兒風大剛風春生六經臟腑。

72、**肺氣腫**：診治以折風秋收冬藏六經臟腑因天之序。

73、**塵肺症**：同上。

74、**矽肺**：同上。

75、**肺癌**：同上。

76、**肺栓塞**：同上。

77、**腹膜炎**：以臟腑六經為主，配合大剛風冬藏春生。

78、**胃炎腸炎胃腸炎**：診治以大剛風六經臟腑。

79、**胃腸出血**：診治以秋收六經臟腑。

80、**痔瘡：**診治以折風秋收冬藏六經臟腑。
81、**胃酸過多：**診治以大剛風折風六經臟腑。
82、**胃痙攣：**診治以大剛風六經臟腑。
83、**胃潰瘍：**診治以大剛風春生六經臟腑。
84、**胃穿孔：**急救以外科手術，診治以折風春生夏長六經臟腑。
85、**胃食道逆流：**施治以春生秋收六經臟腑。
86、**胃疝脫：**診治以秋收大剛風六經臟腑。
87、**胃癌：**診治以折風大剛風冬藏六經臟腑因天之序。
88、**食道癌：**同上。
89、**腸疝脫：**先將脫腸輕輕回復，診治以秋收大剛風六經臟腑因天之序。
90、**腸瘜肉症：**除了外科手術外，診治以折風大剛風冬藏臟腑。
91、**腸癌：**診治以折風冬藏六經臟腑因天之序。
92、**直腸癌：**同上。
93、**小腸血管發育不良：**診治以大剛風嬰兒風春生夏長臟腑因天之序。
94、**急性胰臟炎：**診治以大剛風大弱風六經臟腑因天之序。
95、**胰癌胰腺癌：**診治以折風冬藏六經臟腑因天之序。

96、**肝癌**：同上。

97、**膽囊癌**：同上。

98、**膽道癌**：同上。

99、**肝硬化**：診治以嬰兒風大剛風六經臟腑因天之序。

100、**肝炎**：診治以大剛風六經臟腑。

101、**膽結石**：優先考慮外科手術，氣功化石為最高境介。

102、**膽道囊腫症**：診治以折風冬藏臟腑因天之序。

103、**威爾森氏症**：診治以因天之序糾正遺傳基因，死亡率高。症狀複雜因病治宜。

104、**脂肪肝**：診治以折風冬藏六經臟腑因天之序。

105、**化學性肝病**：辨證論治制宜。

106、**尿毒症**：腎臟透析為主，診治以大剛風嬰兒風春生夏長六經臟腑因天之序。

107、**尿路結石**：氣功化石改變體質雙管齊下。

108、**膀胱炎**：診治以大剛風六經臟腑。

109、**腎炎**：同上。

110、**輸尿管炎**：同上。

111、**前列腺炎**：診治以大剛風剛風六經。

112、**攝護腺肥大**：診治以折風冬藏六經臟腑。
113、**陰道感染**：診治以大剛風六經春生。
114、**卵巢炎**：診治以大剛風六經臟腑。
115、**卵巢囊腫**：診治以折風冬藏臟腑。
116、**輸卵管炎**：診治以大剛風六經臟腑。
117、**子宮炎**：同上。
118、**性病**：診治以剛風或大剛風春生六經臟腑。
119、**腎癌**：診治以折風冬藏六經臟腑因天之序。
120、**輸卵管阻塞**：診治以夏長折風冬藏臟腑因天之序。
121、**輸卵管癌**：同腎癌。
122、**膀胱癌**：同上。
123、**前列腺癌**：同上。
124、**睪丸癌**：同上。
125、**陰莖癌**：同上。
126、**卵巢癌**：同上。
127、**子宮癌**：同上。

128、**子宮頸癌**：同上。

129、**陰道癌**：同上。

130、**外陰癌**：同上。

131、**闌尾炎**：急性闌尾炎潰爛穿孔主以外科手術，慢性者診治以大剛風春生折風冬藏六經臟腑。

132、**腸阻塞**：診治以大剛風折風冬藏臟腑因天之序。

133、**難產**：診治以折風冬藏嬰兒風。

134、**氣功免疫**：針對細菌病毒流行傳染病氣功免疫以嬰兒風春生夏長六經臟腑。

135、**甲狀腺機能亢進**：診治以弱風折風冬藏因天之序。

136、**甲狀腺機能低下**：診治以剛風嬰兒風春生因天之序。

137、**肢端肥大症**：診治以弱風秋收冬藏因天之序。

138、**巨人症**：同上。

139、**侏儒症**：診治以剛風春生夏長因天之序。

140、**鼻瘜肉**：除了手術切除外，診治以折風秋收冬藏臟腑因天之序。

141、**過敏性鼻炎**：診治以大弱風弱風秋收冬藏臟腑。

142、**異位性皮膚炎**：同上。

144、**乾癬**：診治以弱風折風秋收冬藏臟腑因天之序。
145、**全身紅斑性狼瘡**：自體免疫疾病的氣功診治以大弱風弱風秋收冬藏六經臟腑因天之序。
146、**硬皮病**：同上。
147、**僵直性脊椎炎**：同上。
148、**類風濕性關節炎**：同上。
149、**風溼性熱病**：同上。
150、**花粉過敏症**：同上。
151、**IgA腎小球病**：同上。
152、**貧血**：診治以嬰兒風大剛風剛風春生夏長六經臟腑。
153、**缺鐵性貧血**：同上。
154、**地中海貧血症**：同上。
155、**鐮刀細胞貧血症**：同上。
156、**蠶豆症**：遺傳基因缺陷引起溶血反應症狀，診治以因天之序秋收春生夏長嬰兒風大剛風剛風。
157、**酸血症**：酸中毒診治以大弱風弱風嬰兒風秋收六經臟腑。
158、**壞血病**：補充維他命C。

159、**休克**：急救以凶風大剛風嬰兒風CPR送大醫院。

160、**血友病**：遺傳缺陷無法凝血診治以因天之序秋收冬藏。

161、**白血病**：血癌診治以折風冬藏春生夏長六經臟腑因天之序。

162、**坐骨神經痛**：診治以弱風六經臟腑。

163、**板機指**：手指肌腱鞘手術切開即可。

164、**骨質增生**：診治以折風冬藏臟腑。

165、**先天成骨不全症**：診治以因天之序嬰兒風春生夏長臟腑。

166、**彈撥腿**：手術矯正為主要目標。

167、**扁平足**：復健矯正。

168、**褓姆手肘**：同上。

169、**落枕**：同上。

170、**下背痛**：診治以剛風弱風六經臟腑。

171、**肩周炎**：同上。

172、**纖維肌痛症**：同上。

173、**腕隧道症候群**：同上。

174、**脊椎狹窄症候群**：脊椎的神經管徑遭到擠壓變得狹窄，診治以折風冬藏臟腑。

175、**脊椎間盤突出**：診治以折風冬藏臟腑。
176、**脊椎滑脫症**：診治以秋收剛風嬰兒風臟腑。
177、**缺血股骨頭壞死**：建議手術換金屬股骨頭。
178、**人工髖關節**：診治以剛風臟腑。
179、**人工關節**：同上。
180、**運動傷害**：剛風嬰兒風臟腑
181、**慢性疲勞綜合症**：同上。
182、**退化性關節炎**：診治以剛風嬰兒風春生夏長臟腑。
183、**青春痘**：診治以折風冬藏秋收剛風六經臟腑。
184、**粉刺**：同上。
185、**疣**：診治以折風冬藏臟腑因天之序。
186、**雀斑**：同上。
187、**黑斑**：同上。
188、**肝斑**：同上。
189、**大田母斑**：同上。
190、**痣**：同上。

191、**汗管瘤：**同上。

192、**皮膚癌：**同上。

193、**鱗狀細胞癌：**同上。

194、**基底細胞癌：**同上。

195、**黑色素細胞癌：**同上。

196、**白癜風：**同上。

197、**雄性禿：**診治以嬰兒風春生夏長因天之序。

198、**圓禿：**同上。

199、**濕疹：**診治以秋收剛風六經臟腑。

200、**痤瘡：**診治以剛風春生秋收六經臟腑。

201、**圓盤樣狼瘡：**同上。

202、**全身性紅斑狼瘡：**診治以剛風折風冬藏臟腑因天之序。

203、**牛皮癬：**診治以剛風秋收臟腑。

204、**花斑癬：**同上。

205、**脂溢性皮膚炎：**診治以剛風秋收臟腑因天之序。

206、**灰趾甲：**診治以剛風六經臟腑。

207、**百日咳**：診治以大剛風春生秋收六經臟腑。

208、**肺結核**：診治以大剛風嬰兒風春生六經臟腑。

209、**猩紅熱**：診治以大剛風剛風六經臟腑。

210、**破傷風**：診治以大剛風剛風謀風六經臟腑。急送大醫院。

211、**鼠疫**：診治以剛風折風春生冬藏六經臟腑。

212、**霍亂**：診治以大剛風春生夏長六經臟腑。

213、**傷寒**：診治以大剛風秋收春生六經臟腑。

214、**沙門氏桿菌病**：同上。

215、**志賀桿菌性痢疾**：同上。

216、**梅毒**：診治以折風剛風冬藏春生六經臟腑。

217、**麻瘋病**：診治以剛風謀風春生秋收六經臟腑。

218、**毒性休克症候群**：診治以大剛風剛風春生夏長六經臟腑。

219、**斑疹傷寒**：同上。

220、**Q熱病**：同上。

221、**瘧疾**：同上。

222、**痢疾**：診治以大剛風秋收六經臟腑。

223、**陰虱**：外部消毒
224、**蛔蟲**：驅蟲藥
225、**蟯蟲**：同上。
226、**絛蟲**：同上。
227、**天花**：診治以剛風秋收六經臟腑因天之序。
228、**水痘**：同上。
229、**白喉**：診治以折風冬藏春生夏長六經臟腑。
230、**狂犬病**：診治以剛風大剛風嬰兒風春生夏長六經臟腑。
231、**黃熱病**：診治以剛風大剛風春生六經臟腑。
232、**登革熱**：同上。
233、**手足口病**：診治以剛風折風六經臟腑。
234、**禽流感**：診治以大剛風剛風春生夏長六經臟腑。
235、**SARS**：同上。
236、**愛滋病**：後天免疫缺乏症侯群，診治以剛風大剛風春生夏長六經臟腑。病種多，辨症施治。
237、**舞蹈病**：診治以謀風春生夏長六經臟腑因天之序。

238、**纖維肌痛症**：診治以剛風春生夏長六經臟腑。
239、**重複緊張損傷**：同上。
240、**慢性疲勞綜合症**：診治以剛風嬰兒風春生夏長六經臟腑。
241、**骨盆激動症**：診治以嬰兒風剛風秋收春生夏長六經臟腑。
242、**鸚鵡病**：診治以剛風大剛風春生六經臟腑。
243、**軟骨病**：補充維他命D，診治以嬰兒風春生夏長臟腑。
244、**風溫**：診治以剛風大剛風春生夏長六經臟腑。
245、**瘟疫**：同上。
246、**裂口谷熱病**：同上。
247、**腸熱病**：同上。
248、**木瓦疹**：診治以剛風折風秋收六經臟腑。
249、**毛線蟲病**：驅蟲藥主之。
250、**遺傳病**：各種遺傳病或可以因天之序為之。
251、**耳鳴**：診治以大弱風弱風秋收六經臟腑。
252、**耳閉**：診治以折風冬藏六經臟腑。
253、**中耳炎**：診治以大剛風剛風春生夏長六經臟腑。

254、**珍珠瘤**：手術切除，診治以折風冬藏臟腑。

255、**過敏性鼻炎**：診治以大弱風弱風秋收六經臟腑。

256、**慢性鼻竇炎**：診治以大剛風剛風秋收六經臟腑。

257、**鼻中隔彎曲**：手術矯正。診治以折風春生秋收。

258、**鼻瘜肉**：手術切除。診治以折風冬藏秋收六經臟腑因天之序。

259、**流鼻血**：診治以秋收臟腑因天之序。

260、**鼻咽癌**：診治以折風冬藏臟腑因天之序。

261、**鵝口瘡**：診治以折風秋收六經臟腑。

262、**牙周病**：診治以大剛風剛風折風秋收冬藏六經臟腑。

263、**重舌**：診治以折風冬藏六經臟腑。

264、**唇裂**：手術整型矯正。

265、**齶裂**：同上。

266、**口腔潰瘍**：診治以大剛風剛風秋收春生夏長六經臟腑。

267、**口腔癌**：診治以折風冬藏臟腑因天之序。

268、**舌癌**：同上。

269、**喉癌**：同上。

270、**近視遠視老花**：戴眼鏡矯正。診治以嬰兒風春生夏長因天之序。
271、**斜視**：依各種斜視以八風四時診治。
272、**飛蚊症**：診治以折風冬藏六經臟腑。
273、**白內障**：鐳射手術。診治以折風冬藏臟腑因天之序。
274、**夜盲症**：補充維他命A，診治以嬰兒風春生夏長臟腑。
275、**雪盲症**：配戴眼罩休養，服用維他命ABCE，診治以嬰兒風春生夏長臟腑。
276、**青光眼**：鐳射手術。診治以嬰兒風春生夏長臟腑因天之序。
277、**針眼**：診治以大剛風剛風折風六經臟腑。
278、**麥粒腫**：同上。
279、**乾眼症**：診治以嬰兒風春生夏長六經臟腑。
280、**結膜炎**：同上。
281、**視網膜剝離**：手術急救。診治以嬰兒風春生夏長秋收臟腑。
282、**視網膜中央動脈阻塞**：診治以折風冬藏六經臟腑。
283、**視網膜色素變性**：診治以嬰兒風春生夏長臟腑因天之序。
284、**網膜癌**：診治以折風冬藏臟腑因天之序。
285、**超級細菌**：診治以剛風大剛風六經臟腑。

286、豐胸：診治以嬰兒風春生夏長臟腑因天之序。

287、減肥：診治以折風秋收因天之序。

附：黃帝內經醫理及黃帝內經氣功實驗研究方案

1. 陰陽之人氣流感應實驗
2. 九宮八風氣場實驗
3. 人體存在陰陽結構體之實驗
4. 黃帝內經氣功實驗
5. 癌與黃帝內經氣功折風之實驗

第二篇　黃帝內經的生命解剖觀點

前言

《黃帝內經》是中華文化中最偉大的一本經典鉅著，是生命科學的始祖，認為八卦是一個生命現象，為一個生命機轉；唯有《黃帝內經》真正實際印證了八卦對生命存在的意義和價值。據考，中華文化六寶：河圖、洛書、太極圖、八卦圖、先天八卦圖、後天八卦圖，以簡單圖形表達生命之鑰，當完成於有文字之前，而黃帝內經是唯一一本對其作出最完整詮釋的一本經書。而今筆者有幸將其精髓整理成書，盼能解開生命的諸多疑點，以期發揚光大，造福眾生。

當我們讀完本書，可能你會對我們的生命構造半信半疑，這是很自然的。由於現代科技無法證實其存在，所以在認知上產生了困難，因此在此提出一個說明。第一，本書所言生命構造是《黃帝內經》之記載，雖然離聖久遠，到今天才由本書提出，難免遭受質疑；

第二，在氣功診斷的過程中，一些圖像的呈現是千真萬確也不容置疑，是經得起考驗的。第三，八卦生命現象存在的重大意義，人類必須勇於面對，並期盼世人能夠證實論定。當我們知道無形的生命構造時，人與人之間相處更應該包容相助，因為原始生命記錄了過去，生命因果論相對變得更穩固，善惡的分界更形重要，希望生命更為祥和，人類面對災難時會毫無怨言。

第一問　陰陽與柔剛

問：科學家運用顯微鏡、望遠鏡和分析儀探索萬物，認定宇宙存在黑暗能量，黑暗能量是什麼？怎麼產生？而在地球上在我們身邊是否也存在黑暗能量？生命跟黑暗能量有關嗎？

解：黃帝內經認為黑暗能量包含四個種類：陰陽與柔剛。

「素問」天元紀大論篇第六十六曰：

「太虛寥廓，肇基化元，萬物資始，五運終天，布氣真靈，總統坤元，九星懸朗，七曜周旋，日陰日陽，日柔日剛，幽顯既位，寒暑弛張，生生化化，品物咸章。」

靈，就是生命；真靈就是真生命，也就是原始生命，有永生不滅的特質。地球上萬物包括生物與無生物；生物乃原始生命與有機生命的組合，無生物乃原始生命與無機生命的組合。有機生命由碳水化合物組成，無機生命由無機化合物組成。有機生命有生死特性，無機生命會產生理化現象而改變。眾所周知，萬物皆由原子組成，而電子繞著原子核運行，這就是微觀生命現象。而汽車、飛機、電腦、手機……等等就是無機生命的顯現。

事實上，萬物中常見有機生命與無機生命共生的情形。內經闡述原始生命的結構原理，以及其與萬物生命的關係。「**萬物資始，五運終天**」；就是說萬物由黑暗能量的原始生命組成，而黑暗能量就是「**五運終天**」，此處為總括代詞。更進一步指出黑暗能量就是陰陽柔剛，雖然它們無法用科學方法證實其存在，卻有一定的可感應的作用力。黑暗能量有陰陽柔剛四種，各別產生陰陽作用力和柔剛作用力，而陰陽作用力就是五行作用力，柔剛作用力就是八卦作用力；另有不屬於陰陽或柔剛的六合作用力，負責銜接五行與八卦；因此，六合應該是陰陽與柔剛的混合體。方位環境對萬物的影響是很重要的，雖然地球南北極的磁場加上地球自轉公轉以及萬有引力的總合作用是可測量的，但東南西北方產生了一種不同的無形的五行感應力，即東方木，西方金，南方火，北方水，中央土等五種感應力；而且這五種生剋感應力對萬物產生了感應現象。不論在地球上的任何定點，東南西北的五行感應力都相同。五種作用力對萬物所產生的感應現象叫做陰陽應象。例如：

「東方生風，風生木，木生酸，酸生肝，肝生筋，筋生心，肝主目。其在天為玄，在人為道，在地為化。化生五味，道生智，玄生神，神在天為風，在地為木，在體為筋，在臟為肝。在色為蒼，在音為角，在聲為呼，在變動為握，在竅為目，在味為酸，在志為怒。怒傷肝，悲勝怒，風傷筋，燥勝風，酸傷筋，辛勝酸。

南方生熱，熱生火，火生苦，苦生心。心生血，血生脾。心主舌。其在天為熱，在地為火，在體為脈，在臟為心，在色為赤，在音為徵，在聲為笑，在變動為憂，在竅為舌，在味為苦，在志為喜。喜傷心，恐勝喜。熱傷氣，寒勝熱。苦傷氣，鹹勝苦。

中央生濕，濕生土，土生甘，甘生脾，脾生肉，肉生肺脾主口。其在天為濕，在地為土，在體為肉，在臟為脾，在色為黃，在音為宮，在聲為歌，在變動為噦，在竅為口，在味為甘，在志為思。思傷脾，怒勝思，濕傷肉，風勝濕，甘傷肉，酸勝甘。

西方生燥，燥生金，金生辛，辛生肺，肺生皮毛，皮毛在腎，肺主鼻。其在天為燥，在地為金，在體為皮毛，在臟為肺，在色為白，在音為商，在聲為哭，在變動為咳，在竅為鼻，在味為辛，在志為憂。憂傷肺，喜勝憂，熱傷皮毛，寒勝熱，辛傷皮毛，苦勝辛。

北方生寒，寒生水，水生鹹，鹹生腎，腎生骨髓，髓生肝，腎主耳。其在天為寒，在地為水，在體為骨，在臟為腎，在色為黑，在音為羽，在聲為呻，在變動為慄，在竅為耳，在味為鹹，在志為恐。恐傷腎，思勝恐，寒傷血，燥勝寒，鹹傷血，甘勝鹹。」

可見五行作用力存在各種型態中。陰陽結構體以五行作用力的生剋原理組合成原始

生命的每個部份。而八卦作用力與五行作用力是截然不同的，在太極宇宙的萬物，包括任何有形或無形，都有八卦系統形成的八卦空間統一在所謂的「因天之序」之中；因此，八卦空間有通訊與防衛的作用，而且每物只有唯一八卦空間，八卦空間包括太極、兩儀、四象、八卦，主要控制陰陽結構體組合空間的變化，是空間的柔與剛對應的轉變。空間的存在不在大小或形狀，而在柔或剛。當陰陽結構體以天人地三才的空間狀態存在時，就有柔剛的對應而形成八卦作用力。太極生出一柔一剛叫做兩儀，兩儀為一柔一剛的單獨狀態，此為太極延伸的架構；兩儀再生出四象，四象為柔剛結合的狀態，產生上柔下柔、上剛下剛、上柔下剛、上剛下柔等四象；「**天地者萬物之上下也，左右者陰陽之道路也**」，可見上下左右所產生的能量變化是不同的。而上剛下剛叫做太陽、上柔下柔叫做太陰、上剛下柔叫做少陽、上柔下剛叫做少陰。四象再生出以天人地為三才的八卦特殊卦位組合，八卦能量由此發出。三個卦位叫做爻，有陽爻陰爻之分，陽爻為剛，陰爻為柔。天剛人剛地剛為乾卦，天柔人剛地剛為兌卦，天剛人柔地剛為離卦，天剛人柔地柔為震卦，天柔人柔地柔為坤卦，天剛人柔地柔為艮卦，天柔人剛地柔為坎卦，天剛人剛地柔為巽卦，這些都是公設。

黃帝內經全文從未提到八卦兩字，但是經文「**九宮八風第七十七**」提出乾兌離震坤艮坎巽與八風的關係，而乾兌離震坤艮坎巽就是八卦的組合。到底八卦在生命中有何種力量？八卦可存在宇宙中任何空間的四周，任何空間的四周皆會產生八卦對應。因為任何空間皆有能量，有能量的地方就會形成八卦對應，為什麼？又八卦的成分是柔剛，柔剛是什麼？河圖出土，明示38位東方，49位南方，27位西方，16位北方，50位中央。因此，先天八卦乾9兌7離3震1等陽卦為奇數；坤6艮8坎2巽4等陰卦為偶數。而乾正南，坤正北，離正東，坎正西，兌東南，震東北，艮西北，巽西南。乾天也，兌更換，離分開，震動搖，坤地也，艮限止，坎低下，巽謙卑；也就是說，宇宙有兩種力量，陽剛的天可以隨意的轉換，分開任何事物，造成非常恐怖的震爆；而陰柔的地會壓抑百態，有很多低下的地方，雖然平靜在下卻容納了萬物。八卦結構原理是太極生兩儀，兩儀生四象，四象生八卦。任何空間以太極為主，兩儀四象為輔，產生八卦作用力，兩儀是管理系統，四象是聯絡系統，而太極統合主導一切。宇宙是一個大空間，也是一個大能量，也就是太極。太極就像原子核，也無限存在宇宙的每個空間裏。太極產生了宇宙，也產生了時間和空間，這就是「**太虛寥廓，肇基化元**」的意義，太虛就是太極，太一；寥廓就是宇宙。至於太極是怎麼來的？如果有天堂的話，那是在宇宙之外的非空間裏。在這個非空間裏可以運行「無生有」的機制，此「有」就是太極。太極化生出陰陽柔剛產生五行八卦作用力。五行控制時間，轉化成時間能；八卦控制空間，轉化成空間能。原始生命是由時間和空間組成。沒有太陽，沒有春夏秋冬，時間依然存在著。空間有相對性，而能互相感應。時間的組合是陰陽，空間的組合是八卦。

問：原始生命如何結合有機生命或無機生命？兩者有何不同？

解：有機生命有動物和植物的不同，無機生命則有固體、液體、氣體三態。原則上太極對應原子核，八卦對應電子。動植物雖然生理結構不同，卻有五運六氣的架構。植物不像動物有臟腑與腦的結構，但是同為多細胞組成的生命體，因而有五運六氣的運行。無機生命體沒有細胞結構，故只有八卦感應。因此，無機生命體之間有八卦感應相通。

問：時間的元素有哪些？時間含有能量嗎？宇宙的時間有幾種？空間的元素有哪些？空間能指的是什麼？為何時間和空間能夠控制萬物的運行規則？時間和空間是怎麼產生的？

解：原始生命是由時間和空間組成的，五行六合控制時間，轉化成時間能；五行有十變，天干之數；六合有十二節，地支之數。天干即甲乙丙丁戊己庚辛壬癸；地支即子丑寅卯辰巳午未申酉戌亥。天干地支組成六十甲子是為時間的動力。天干具有生剋動力，而甲己合為土，乙庚合為金，丙辛合為水，丁壬合為木，戊癸合為火。地支具有沖合動力，而寅午戌、卯未亥、辰申子，巳酉丑三合；子丑、寅亥、卯戌、辰酉、巳申、午未六合，見則互為壯大。子午、丑未、寅申、卯酉、辰戌、巳亥相沖，見則互為耗損。每個時間或空間皆有能量，而能量的形式就是陰陽或柔剛。換言之，年月日時分秒的每個時間點皆有能量。如果說2012年3月21日是沒有能量的，但是變成壬辰年癸卯月辛巳日就有能量了。六十甲子時間循環牽動著時空運行，每個時空記憶可以追古驗今。而時空定位為同一時空狀態的多元對應物的顯現都以六十甲子控制。萬物的運行規則就是「因天之序」，黑暗能量有很多可為人知的祕密。

第二問　陰陽離合論

問：黑暗能量與生命有關，其在人體的結構如何？六經是什麼？其作用為何？為何有十二經絡？

解：本書首先要介紹黑暗能量在人體的第一個神祕結構：六經，就在人體的胸前、上腹前、下腹前、上背上、腰背上、臀背上等六個部位。這六個神祕結構是無法用手觸摸到的，閉上雙眼也無法感覺到，這六經的形狀如何？也不得而知。三陰三陽合稱六經，為六合之結構體，三陽即太陽、陽明、少陽，三陰即太陰、少陰、厥陰。三陰三陽在軀幹前後離合的分布，除了確認六經的存在之外，對原始生命的結構組合有更深一層的解析。

「素問」陰陽離合篇第六：

「聖人南面而立，前曰廣明，後曰太衝。太衝之地，名曰少陰，少陰之上，名曰太陽。中身而上名曰廣明。廣明之下名曰太陰，太陰之前，名曰陽明，厥陰之表，名曰少陽，太陰之後，名曰少陰，少陰之前，名曰厥陰。」

前廣明即胸腹，後太衝即背腰，而中身而上名曰廣明，即廣明居前胸腹中部；太衝之地，名曰少陰，所以太衝居後腰背中部是為少陰；少陰之上，名曰太陽，所以腰背上部是為太陽；廣明之下名曰太陰，所以胸腹下部是為太陰；則胸腹上部必為厥陰；而太陰之前，名曰陽明，厥陰之表，名曰少陽，所以腰背下部是為陽明，則胸腹中部必為少陽。因此少陽為胸腹中部位居樞紐，少陰為背腰中部也位居樞紐，而太陽在上，陽明在下，故太陽為開，陽明為闔，少陽為樞。又太陰在下，厥陰在上，故太陰為開，厥陰為闔，少陰為樞；此即外上者為陽，內下者為陰之故。此為六經在人身的分布，為五臟六腑與八卦體互通的橋樑。而手足太陽通太陽水、手足陽明通陽明金、手足少陽通少陽相火、手足太陰通太陰土、手足少陰通少陰君火、手足厥陰通厥陰木。君火相火在五行中同屬火，君臣之別而已。手三陽、足三陽、手三陰、足三陰以應四象，十二經絡由是誕生。四象所延伸的十二經絡分布如下：

「靈樞」經脈第十：

「肺手太陰之脈，起於中焦，下絡大腸，還循胃口，上膈，屬肺，從肺系橫出腋下，下循臑內，行少陰心主之前，下肘中，循臂內上骨下廉，入寸口，上魚，循魚際，出大指之端。其支者，從腕後直出次指內廉，出其端。

大腸手陽明之脈，起於大指次指之端，循指上廉，出合谷兩骨之間，上入兩筋之中，循臂上廉，入肘外廉，上臑外前廉，上肩，出髃骨之前廉，上出於柱骨之會上，下入缺盆，絡肺，下膈，屬大腸。其支者，從缺盆上頸，貫頰，入下齒中，還出挾口，交人中，左之右，右之左，上挾鼻孔。

胃足陽明之脈，起於鼻之交頞中，旁納太陽之脈，下循鼻外，入上齒中，還出挾口，環脣，下交承漿，卻循頤後下廉，出大迎，循頰車，上耳前，過客主人，循髮際，至額顱。其支者，從大迎前下人迎，循喉嚨，入缺盆，下膈，屬胃，絡脾。其直者，從缺盆下乳內廉，下挾臍，入氣街中。其支者，起於胃口，下循腹裏，下至氣街中，而合以下髀關，抵伏兔，下膝臏中，下循脛外廉，下足跗，入中指內間。其支者，下廉三寸而別，下入中指外間。其支者，別跗上，入大指間，出其端，

脾足太陰之脈，起於大指之端，循指內側白肉際，過核骨後，上內踝前廉，上踹內，循脛骨後，交出厥陰之前，上膝股內前廉，入腹，屬脾，絡胃，上膈，挾咽，連舌本，散舌下。其支者，復從胃，別上膈，注心中。

心手少陰之脈，起於心中，出屬心系下膈，絡小腸。其支者，從心系上挾咽，繫目系。其直者，復從心系卻上肺，下出腋下，下循臑內後廉，行手太陰心主之後，下肘內，循臂內後廉，抵掌後銳骨之端，入掌內後廉，循小指之內，出其端。

小腸手太陽之脈，起於小指之端，循手外側，上腕，出踝中，直上循臂骨下廉，出肘內側兩筋之間，上循臑外後廉，出肩解，繞肩胛，交肩上，入缺盆，絡心，循咽，下膈，抵胃，屬小腸。其支者，從缺盆循頸上頰，至目銳眥，卻入耳中。其支者，別頰上**出頁**，抵鼻，至目內眥，斜絡於顴。

膀胱足太陽之脈，起於目內眥，上額，交巔。其支者，從巔至耳上角。其直者，從巔入絡腦，還出別下項，循肩髆，內挾脊，抵腰中，入循膂，絡腎，屬膀胱。其支者，從腰中下挾脊，貫臀，入膕中。其支者，從髆內左右，別下貫胛，挾脊，內過髀樞循髀外，從後廉下合膕中，以下貫踹內，出外踝之後，循京骨，至小指外側。

腎足少陰之脈，起於小指之下，邪走足心，出於然谷之下，循內踝之後，別入跟中，以上踹內，出膕內廉，上股內後廉，貫脊，屬腎，絡膀胱。其直者，從腎上貫肝膈，入肺中，循喉嚨，挾舌本。其支者，從肺出絡心，注胸中。

心主手厥陰心包絡之脈，起於胸中，出屬心包絡，下膈，歷絡三焦。其支者，循胸出脇，下腋三寸，上抵腋下，循臑內，行太陰少陰之間，入肘中，下臂，行兩筋之間，入掌中，循中指，出其端。其支者，別掌中，循小指次指，出其端。

三焦手少陽之脈，起於小指次指之端，上出兩指之間，循手表腕出臂外兩骨之間，上貫肘，循臑外，上肩而交出足少陽之後，入缺盆，布膻中，散落心包，下膈，循屬三焦。其支者，從膻中上出缺盆，上項，繫耳後，直上出耳上角，以屈下頰至**出頁**。其支者，從耳後入耳中，出走耳前，過客主人前，交頰，至目銳眥。

膽足少陽之脈，起於目銳眥，上抵頭角，下耳後，循頸，行手少陽之前，至肩上卻交出手少陽之後，入缺盆。其支者，從耳後入耳中，出走耳前，至目銳眥後。其支者，別銳眥，下大迎，合於手少陽，抵於**出頁**下，加頰車，下頸，合缺盆，以下胸中，貫膈，絡肝，屬膽，循脅裏，出氣街，繞毛際，橫入髀厭中。其直者，從缺盆下腋，循胸，過季脅，下合髀厭中以下，循髀陽，出膝外廉，下外輔骨之前，直下抵絕骨之端，下出外踝之前，循足跗上，入小指次指之間。其支者，別跗上，入大指之間，循大指歧骨內，出其端，還貫爪甲，出三毛。

肝足厥陰之脈，起於大指叢毛之際，上循足跗上廉，去內踝一寸，上踝八寸，交出太陰之後，上膕內廉，循股陰，入毛中，過陰器，抵小腹，挾胃屬肝，絡膽，上貫膈，布脅肋，循喉嚨之後，上入頏顙，連目系，上出額，與督脈會於巔。其支者，從目系下頰裏，環脣內。其支者，復從肝，別貫膈，上注肺。」

第三問　臟腑陰陽結構體

問：從解剖學得知人體有五臟六腑，而臟腑陰陽結構體是什麼？兩者有何關聯？與原始生命何關？

解：人體的第二個神祕結構就是臟腑陰陽結構體。什麼是臟腑陰陽結構體？

「素問」靈蘭秘典論篇第八：

心者，君主之官也，神明出焉。
肺者，相傅之官，治節出焉。
肝者，將軍之官，謀慮出焉。
膽者，中正之官，決斷出焉。
膻中者，臣使之官，喜樂出焉。
脾胃者，食廩之官，五味出焉。
大腸者，傳道之官，變化出焉。
小腸者，受盛之官，化物出焉。
腎者，作強之官，伎巧出焉。

三焦者，決瀆之官，水道出焉。

膀胱者，州都之官，津液藏焉，氣化則能出矣。」

以上是臟腑陰陽結構體集結在軀幹的狀態，必須與人體器官區分。人身必須靠營養物質獲得活力，而營養物質必須靠因天之序運行。人的五臟六腑是為營養物質而設的，食物必須靠五臟六腑新陳代謝來養活生命，人活著是為了執行太一腦部的命令，而這些命令都儲存在臟腑陰陽結構體之中。以下乃十一官的功能：

心主精神命令啟動終止密碼

肺主命令轉譯更正傳送密碼

肝主思考命令邏輯計算密碼

膽主命令整合CPU密碼

膻中主七情六慾密碼

脾胃主感覺密碼

大腸主形體生理機序密碼

小腸主學習記憶密碼

腎主語言動作密碼

三焦主經絡控制密碼
膀胱主生殖死亡密碼

註：如果是命令無法與大腦命令分別，密碼是基因組合再由大腦執行命令。
詳情拙著「腦經絡細胞論」分析過。

第四問　太一

問：太一就是太極，太一是生命構造，太極為八卦學理。而太極圖的涵意為何？太一是生命之主，其功能為何？

解：太極圖有動的感覺，代表自然界兩種力量的互動，但是如何互動？

「素問」陰陽應象大論篇第五：

「水為陰，火為陽；陽為氣，陰為味。味歸形，形歸氣，氣歸精，精歸化，精食氣，形食味，化生精，氣生形。味傷形，氣傷精；精化為氣，氣傷於味。」

這是說，太極圖中柔與剛的運動必須平衡之外，兩者還有互動轉化，就像天地氣流的互動：水為向下流動的陰柔，火為向上燃燒的陽剛，氣為升浮的陽剛，味為下沉的陰柔，所以「陰味出下竅，陽氣出上竅」；但是氣味是藥物的一體，又象徵對應太極柔剛之形，此形是指太極圖中的黑白兩個圖形，因為味為陰，氣為陽，柔為陰，剛為陽，所以味歸形，形歸氣，柔剛具有相互轉化的動力。而「氣歸精，精歸化，化生精，氣生形」，柔與剛的轉化必須經過精和化的過程，形是由精到化，精是壓縮，而不是減少；化是散開，而不是增加；精是柔剛圖形的尾，化是柔剛圖形的頭；所以「陰柔之精食陽剛之氣，陽剛之形食陰柔之味；陰柔之味傷陽剛之形，陽剛之氣傷陰柔之精；陰柔之精化為陽剛之氣，陽剛之氣傷於陰柔之味」，符合太極圖中柔剛圖形由頭至尾互相轉化的象徵意義，這是對太極圖最詳盡的說明。又

「素問」生氣通天論篇第三：

「黃帝曰：夫自古通天者，生之本，本于陰陽，天地之間，六合之內，其氣九州、九竅、五臟十二節，皆通乎天氣。其生五，其氣三，數犯此者，則邪氣傷人，此壽命之本也。」

此通天者，生之本，指的就是太一，也就是控制頭部腦系統，原始生命最重要的神祕機構。所以說，「蒼天之氣，清靜則志意治，順之則陽氣固，雖有賊邪，弗能害也，此因時之序。故聖人傳精神，服天氣而通神明。失之則內閉九竅，外壅肌肉，衛氣解散，此謂自傷，氣之削也。」

因為太一乃通天者，所以「陽氣」名之，故曰「陽氣者，若天與日，失其所，則折壽而不彰。故天運當以日光明。是故陽因而上，衛外者也。因于寒，欲如運樞，起居如驚，神氣乃浮。因於暑汗，煩則喘喝，靜則多言。體若燔炭，汗出而散。因于濕，首

如裹。濕熱不攘，大筋緛短，小筋弛長。緛短為拘，弛長為痿。因于氣，為腫。四維相代，陽氣乃竭。」

「陽氣者，煩勞則張，精絕，辟積于夏，使人煎厥，目盲不可以視，耳閉不可以聽，潰潰乎若壞都，汨汨乎不可止。」

「陽氣者，大怒則形氣絕而血菀于上，使人薄厥。有傷於筋，縱其若不容。汗出偏沮，使人偏枯。汗出見濕，乃生痤疿。高梁之變，足生大丁受如持虛。勞汗當風，寒薄為皶，鬱乃痤。」

「陽氣者，精則養神，柔則養筋。開闔不得，寒氣從之，乃生大僂。陷脈為瘻，留連肉腠。俞氣化薄，傳為善畏，及為驚駭。營氣不從，逆于肉理，乃生癰腫。魄汗未盡，形弱而氣爍，穴俞以閉，發為風瘧。」

以上乃太一為病。

「故陽氣者，一日而主外。平旦人氣生，日中而陽氣隆，日西而陽氣已虛，氣門乃閉。是故暮而收拒，無擾筋骨，無見霧露，反此三時，形乃困薄。

岐伯曰：陰者藏精而起亟也，陽者衛外而為固也。陰不勝其陽，則脈流薄疾并，乃狂。陽不勝其陰，則五臟氣爭，九竅不通。是以聖人陳陰陽，筋脈和同，骨髓堅固，氣血皆從。如是則內外調和，邪不能害，耳目聰明，氣立如故。

風客淫氣，精乃亡，邪傷肝也。因而飽食，筋脈橫解，腸澼為痔。因而大飲，則氣逆。因而強力，腎氣乃傷，高骨乃壞。

凡陰陽之要，陽密乃固，兩者不和，若春無秋，若冬無夏。因而和之，是謂聖度。故陽強不能密，陰氣乃絕。陰平陽秘，精神乃治；陰陽離決，精氣乃絕。因于露風，乃生寒熱。」

又太一經常巡行人身，

「靈樞」九宮八風第七十七：

「西南　立秋二　玄委　坤　西　秋分七　倉果　兌　西北　立冬六　新洛乾

南夏至九　上天　離招搖中央　北冬至一　叶蟄坎

東南　立夏四　陰洛　巽　東　春分三　倉門　震　東北　立春八　天留艮」

「太一常以冬至之日，居叶蟄之宮四十六日，明日居天留四十六日，明日居倉門四十六日，明日居陰洛四十五日，明日居天宮四十六日，明日居玄委四十六日，明日居倉果四十六日，明日居新洛四十五日，明日復居叶蟄之宮，曰冬至矣。太一日遊，以冬至之日，居叶蟄之宮，數所在日從一處，至九日，復反於一，常如是無已，終而復始。」

「太一移日，天必應之以風雨，以其日風雨則吉，歲美民安少病矣。先之則多雨，後之則多旱。太一在冬至之日有變，占在君。太一在春分之日有變，占在相。太一在中宮之日有變，占在吏。太一在秋分之日有變，占在將。太一在夏至之日有變，占在百姓。所謂有變者，太一居五宮之日，病風折樹木，揚沙石，各以其所主，占貴賤。因視風所從來而占之，風從其所居之鄉來為實風，主生，長養萬物。從其衝後來為虛風，傷人者也，主殺，主害者，謹候虛風而避之，故聖人日避虛邪之道，如避矢石然，邪弗能害，此之謂也。」

「是故太一入徙立於中宮，乃朝八風，以占吉凶也。風從南方來，名曰大弱風，其傷人也，內舍於心，外在於脈，氣主熱。風從西南方來，名曰謀風，其傷人也，內舍於脾，外在於肌，其氣主為弱。風從西方來，名曰剛風，其傷人也，內舍於肺，外在於皮膚，其氣主為燥。風從西北方來，名曰折風，其傷人也，內舍於小腸，外在於手太陽脈，脈絕則溢，脈閉則結不通，善暴死。風從北方來，名曰大剛風，其傷人也，內舍於腎，外在於骨與肩背之膂筋，其氣主為寒也。風從東北方來，名曰凶風，其傷人也，內舍於大腸，外在於兩　腋骨下及肢節。風從東方來，名曰嬰兒風，其傷人也，內舍於肝，外在於筋紐，其氣主為身濕。風從東南方來，名曰弱風，其傷人也，內舍於胃，外在肌肉，其氣主體重。此八風皆從其虛之鄉來，乃能病人，三虛相搏，則為暴病卒死，兩實一虛，病則為淋露寒熱。犯其雨濕之地，則為痿。故聖人避風，如避

矢石焉。其有三虛而偏中於邪風，則為擊仆偏枯矣。」

太一是八卦之主，位居頭部控制腦系統。人與人之間的感應可能與太一有關。太一的構造可能如太極圖所示，是一個柔剛互動的狀態，其靈性是無法估計的。

第五問　因天之序

問：因天之序是生命的動力，其生命現象如何？

解：五運六氣是個陰陽氣，聚集在原始生命的四周。五運六氣可各別化生成八卦圍繞著人體。因天之序就是五運六氣化生為八卦的規律，是時間能轉換為空間能的過程。因此依循太一指令產生的時空秩序叫做因天之序。這是人體第三個神祕結構，其時空秩序為：

「甲子　甲午歲

上少陰火。中太宮土運，下陽明金，熱化二，雨化五，燥化四，所謂正化日也。其化上鹹寒，中苦熱，下酸熱，所謂藥食宜也。

乙丑　乙未歲

上太陰土，中少商金運，下太陽水，熱化寒化勝復同，所謂邪氣化日也。災七宮。濕化五，清化四，寒化六，所謂正化日也。其化上苦熱，中酸和，下甘熱，所謂藥食宜也。

丙寅　丙申歲

上少陽相火，中太羽水運，下厥陰木。火化二，寒化六，風化三，所謂正化日也。其化上鹹寒，中鹹溫下辛溫，所謂藥食宜也。

丁卯 丁酉歲

上陽明金，中少角木運，下少陰火，清化熱化勝復同，所謂邪氣化日也。災三宮。燥化九，風化三，熱化七，所謂正化日也。其化上苦小溫，中辛和，下鹹寒，所謂藥食宜也。

戊辰 戊戌歲

上太陽水，中太徵火運，下太陰土。寒化六，熱化七，濕化五，所謂正化日也。其化上苦溫，中甘和，下甘溫，所謂藥食宜也。

己巳 己亥歲

上厥陰木，中少宮土運，下少陽相火，風化清化勝復同，所謂邪氣化日也。災五宮。風化三，濕化五，火化七，所謂正化日也。其化上辛涼，中甘和，下鹹寒，所謂藥食宜也。

庚午 庚子歲

上少陰火，中太商金運，下陽明金，熱化七，清化九，燥化九，所謂正化日也。其化上鹹寒，中辛溫，下酸溫，所謂藥食宜也。

辛未 辛丑歲

上太陰土，中少羽水運，下太陽水，雨化風化勝復同，所謂邪氣化日也。災一宮。雨化五，寒化一，所謂正化日也。其化上苦熱，中苦和，下苦熱，所謂藥食宜也。

壬申 壬寅歲

上少陽相火，中太角木運，下厥陰木，火化二，風化八，所謂正化日也。其化上鹹寒，中酸和，下辛涼，所謂藥食宜也。

癸酉 癸卯歲

上陽明金，中少徵火運，下少陰火，寒化雨化勝復同，所謂邪氣化日也。災九宮。燥化九，熱化二，所謂正化日也。其化上苦小溫，中鹹溫，下鹹寒，所謂藥食宜也。

甲戌 甲辰歲

上太陽水，中太宮土運，下太陰土，寒化六，濕化五，正化日也。其化上苦熱，中苦溫，下苦溫，藥食宜也。

乙亥 乙巳歲

上厥陰木，中少商金運，下少陽相火，熱化寒化勝復同，邪氣化日也。災七宮。風化八，清化四，火化二，正化度也。其化上辛涼，中酸和，下鹹寒，藥食宜也。

丙子 丙午歲

上少陰火，中太羽水運，下陽明金，熱化二，寒化六，清化四，正化度也。其化上鹹寒，中鹹熱，下酸溫，藥食宜也。

丁丑　丁未歲

上太陰土，中少角木運，下太陽水，清化熱化勝復同，邪氣化度也。災三宮。雨化五，風化三，寒化一，正化度也。其化上苦溫，中辛溫，下甘熱，藥食宜也。

戊寅　戊申歲

上少陽相火，中太徵火運，下厥陰木，火化七，風化三，正化度也。其化上鹹寒，中甘和，下辛涼，藥食宜也。

己卯　己酉歲

上陽明金，中少宮土運，下少陰火，風化清化勝復同，邪氣化度也。災五宮。清化九，雨化五，熱化七，正化度也，其化上苦小溫，中甘和，下鹹寒，藥食宜也。

庚辰　庚戌歲

上太陽水，中太商金運，下太陰土。寒化一，清化九，雨化五，正化度也。其化上苦熱，中辛溫，下甘熱，藥食宜也。

辛巳　辛亥歲

上厥陰木，中少羽水運，下少陽相火，雨化風化勝復同，邪氣化度也。災一宮。風化三，寒化一，火化七，正化度也。其化上辛涼，中苦和，下鹹寒，藥食宜也。

壬午　壬子歲

上少陰火，中太角木運，下陽明金。熱化二，風化八，清化四，正化度也。其化上鹹寒，中酸涼，下酸溫，藥食宜也。

癸未　癸丑歲

上太陰土，中少徵火運，下太陽水，寒化雨化勝復同，邪氣化度也。災九宮。雨化五，火化二，寒化一，正化度也。其化上苦溫，中鹹溫，下甘熱，藥食宜也。

甲申　甲寅歲

上少陽相火，中太宮土運，下厥陰木。火化二，雨化五，風化八，正化度也。其化上鹹寒，中鹹和，下辛涼，藥食宜也。

乙酉　乙卯歲

上陽明金，中少商金運，下少陰火，熱化寒化勝復同，邪氣化度也。災七宮。燥化四，清化四，熱化二，正化度也。其化上苦小溫，中苦和，下鹹寒，藥食宜也。

丙戌　丙辰歲

上太陽水，中太羽水運，下太陰土。寒化六，雨化五，正化度也。其化上苦熱，中鹹溫，下甘熱，藥食宜也。

丁亥　丁巳歲

上厥陰木，中少角木運，下少陽相火，清化熱化勝復同，邪氣化度也。災三宮。風化三，火化七，正化度也。其化上辛涼，中辛和，下鹹寒，藥食宜也。

戊子　戊午歲

上少陰火，中太徵火運，下陽明金。熱化七，清化九，正化度也。其化上鹹寒，中甘寒，下酸溫，藥食宜也。

己丑　己未歲

上太陰土，中少宮土運，下太陽水，風化清化勝復同，邪氣化度也。災五宮。雨化五，寒化一，正化度也。其化上苦熱，中甘和，下甘熱，藥食宜也。

庚寅　庚申歲

上少陽相火，中太商金運，下厥陰木。火化七，清化九，風化三，正化度也。其化上鹹寒，中辛溫，下辛涼，藥食宜也。

辛卯　辛酉歲

上陽明金，中少羽水運，下少陰火，雨化風化勝復同，邪氣化度也。災一宮。清化九，寒化一，熱化七，正化度也。其化上苦小溫，中苦和，下鹹寒，藥食宜也。

壬辰　壬戌歲

上太陽水，中太角木運，下太陰土。寒化六，風化八，雨化五，正化度也。其化上苦溫，中酸和，下甘溫，藥食宜也。

癸巳 癸亥

上厥陰木，中少徵火運，下少陽相火，寒化雨化勝復同，邪氣化度也。災九宮。風化八，火化二，正化度也。其化上辛涼，中鹹和，下鹹寒，藥食宜也。」

事實上，因天之序是按六十甲子演化的，前三十天甲子組合為天，後三十天甲午組合為地。

問：上少陰火，中太宮土運，下陽明金，是指何而言？

解：

「素問」天元紀大論篇第六十六：

「鬼臾區曰：昭乎哉問，明乎哉道，如鼓之應桴，響之應聲也。臣聞之，

甲己之歲，土運統之。

乙庚之歲，金運統之。

丙辛之歲，水運統之。

丁壬之歲，木運統之。

戊癸之歲，火運統之。

帝曰：其於三陰三陽之合奈何。鬼臾區曰：

子午之歲，上見少陰。

丑未之歲，上見太陰。

寅申之歲，上見少陽。

卯酉之歲，上見陽明。

辰戌之歲，上見太陽。

己亥之歲，上見厥陰。

少陰，所謂標也，厥陰，所謂終也。

厥陰之上，風氣主之。

少陰之上，熱氣主之。

太陰之上，濕氣主之。

少陽之上，相火主之。

陽明之上，燥氣主之。

太陽之上，寒氣主之。

所謂本也，是謂六元。」

上主天，中主人，下主地。因為

「陰陽應象大論篇第五：

故天有精，地有形，天有八紀，地有五里，故能為萬物之父母。清陽上天，濁陰歸地，是故天地之動靜，神明為之綱紀，故能以生長收藏，終而復始。惟賢人上配天以養頭，下象地以養足，中傍人事以養五臟。天氣通於肺，地氣通於嗌，風氣通於肝，雷氣通於心，穀氣通於脾，雨氣通於腎。六經為川，腸胃為海，九竅為水注之氣。以天地為之陰陽，陽之汗以天地之雨名之；陽之氣以天地之疾風名之。暴氣象雷，逆氣象陽。故治不法天之紀，不用地之理，則災害至矣。故邪風之至，疾如風雨。」

以人身區分，上為頭部，下為足部，中為軀幹五臟，各對應五運六氣八卦。

問：熱化二，雨化五，燥化四，又是何義？

解：五運六氣皆可化生為八卦，原則上以八卦數字統一化生。「河圖」云：天一生水，地六成之。地二生火，天七成之。天三生木，地八成之。地四生金，天九成之。天五生土，地十成之。**熱化二，雨化五，燥化四**，為天地生成之數。即五運六氣化生為八卦之數。

問：四時五運六氣皆為生命的成員，三者有何不同？

解：四時即氣血營衛，營衛主微生物感染，氣血主自體炎症。而運者，營也，養也；五運就是五種營養素：蛋白質（木）、脂肪（火）、醣（土）、礦物質及維生素（金）、水（水）。六氣則為五運代謝所產生的營養物質。瀉則強制異化，補則強制同化。五運六氣就是控制營養物質的時空運行規律。

「素問」五藏別論篇第十一

「帝曰：氣口何以獨為五臟之主？岐伯說：胃者水穀之海，六腑之大源也。五味入口，藏於胃以養五臟氣，氣口亦太陰也，是以五臟六腑之氣味，皆出於胃，變見於氣口。故五氣入鼻，藏於心肺，心肺有病，而鼻為之不利也。

「靈樞」決氣第三十

黃帝曰：余聞人有精氣津液血脈，余意以為一氣耳，今乃辨為六名，余不知其所以然。

岐伯曰：兩神相搏，合而成形，常先身生，是謂精。何謂氣。岐伯曰：上焦開發，宣五穀味，熏膚，充身，澤毛，若霧露之溉，是謂氣。何謂津。岐伯曰：腠理發泄，汗出溱溱，是謂津。何謂液。歧伯曰：穀入氣滿，淖澤注於骨，骨屬屈伸，洩澤補益腦髓，皮膚潤澤，是謂液。何謂血。歧伯曰：中焦受氣，取汁變化而赤，是謂血。何謂脈。歧伯曰：壅遏營氣，令無所避，是謂脈。

黃帝曰：六氣者，有餘不足，氣之多少，腦髓之虛實，血脈之清濁，何以知之。

歧伯曰：精脫者，耳聾。氣脫者，目不明。津脫者，腠理開，汗大泄。液脫者，骨屬屈伸不利，色夭，腦髓消，脛痠，耳數鳴。血脫者，色白，夭然不澤，其脈空虛，此其候也。

黃帝曰：六氣者，貴賤何如。歧伯曰：六氣者，各有部主也，其貴賤善惡，可為常主，然五穀與胃為大海也。

「素問」天元紀大論篇第六十六

黃帝問曰：天有五行，御五位以生寒暑燥濕風，人有五藏，化五氣，以生喜怒思憂恐，論言五運相襲而皆治之，終期之日，周而復始，余已知之矣，願聞其與三陰三陽之候，奈何合之。鬼臾區稽首再拜對曰：昭乎哉問也。夫五運陰陽者，天地之道也，萬物之綱紀，變化之父母，生殺之本始，神明之府也，可不通乎。故物生謂之化，物極謂之變，陰陽不測謂之神，神用無方謂之聖。夫變化之為用也，在天為玄，在人為道，在地為化，化生五味，道生智，玄生神。神在天為風，在地為木，在天為熱，在地為火，在天為濕，在地為土，在天為燥，在地為金，在天為寒，在地為水，故在天為氣，在地成形，形氣相感而化生萬物矣。然天地者，萬物之上下也，左右者，陰陽之道路也。水火者，陰陽之徵兆也，金木者，生成之終始也。氣有多少，形有盛衰，上下相召，而損益彰矣。」

營養物質雖有五種，但是化生後分居天地兩層，而對人身的作用，好的方面產生形氣；壞的方面產生濕熱邪氣。營養物質是如何受到因天之序的控制？

「帝曰：願聞五運之主時也何如。鬼臾區曰：五氣運行，各終期日，非獨主時也。帝曰：請聞其所謂也。鬼臾區曰：臣積考太始天元冊文，曰：太虛寥廓，肇基化元，萬物資始，五運終天，布氣真靈，總統坤元，九星懸朗，七曜周旋，曰陰曰陽，曰柔曰剛，幽顯既位，寒暑弛張，生生化化，品物咸章。臣斯十世，此之謂也。帝曰：善。何謂氣有多少，形有盛衰。鬼臾區曰：陰陽之氣各有多少，故曰三陰三陽也。形有盛衰，謂五行之治，各有太過不及也。故其始也，有餘而往不足隨之，不足而往有餘從之，知迎知隨，氣可與期。應天為天符，承歲為歲直，三合為治。帝曰：上下相召奈何。鬼臾區曰：寒暑燥濕風火，天之陰陽也，三陰三陽上奉之。木火土金水火，地之陰陽也，生長化收藏下應之。天以陽生陰長，地以陽殺陰藏。天有陰陽，地亦有陰陽。木火土金水火，地之陰陽也，生長化收藏。故陽中有陰，陰中有陽。所以欲知天地之陰陽者，應天之氣動而不息故五歲而右遷，應地之氣靜而守位，故六期而環會。動靜相召，上下相臨，陰陽相錯，而變由生也。

帝曰：上下周紀，其有數乎。鬼臾區曰：天以六為節，地以五為制。周天氣者，六期為一備，終地紀者，五歲為一周。君火以明，相火以位。五六相合而七百二十氣，為一紀，凡三十歲，千四百四十氣，凡六十歲，而為一周，不及太過，斯皆見矣。」

可見營養物質有**千四百四十氣**，即一千四百四十種，而**生長化收藏**，進行新陳代謝。因此，細胞的生理代謝活動與營養物質的因天之序息息相關。換言之，營養物質的因天之序在一定的時空循環之下進行，細胞活動受到營養物質的控制，而不是細胞控制營養物質的消長。雖然食物必須經過細胞的消化產生營養物質，但是細胞活動卻受到營養物質的牽制。營養物質又受到時空因天之序的控制定量，當營養物質失去平衡時，細胞活動就會出問題。如何讓千四百四十氣運行正常，就是養生者的目標。

第六問　生命八卦現象

問：人為原始生命與有機生命的結合體，而原始生命以因天之序組合，其八卦現象如何？

解：人的有機生命以頭為樞紐，是為上部（頸以上）；胃腎前後為中部（臍至胸）；骨盆前後為下部（臍至足）。三部有內分泌分佈，上有腦下腺、松果腺、甲狀腺，中有胰腺、腎上腺，下有性腺。因天之序以五運為中，六氣分走上下。因此，五運六氣化生為三部八卦區，八卦就像星辰一樣飄浮在人的四周。太一會離開腦區遊走於八卦之間。所以人的四周有二十四顆卦體，分為上中下三部各八個卦體呈現。至於卦體的構造如何？是非常有想像空間的。

太極生兩儀，兩儀生四象，四象生八卦，太一控制腦系統，兩儀為任督二脈控制內分泌系統，手三陽、手三陰、足三陽、足三陰為四象，加上二十四顆卦體，此乃人身原始生命的八卦現象。

問：原始生命為何有穴道？穴道有何作用？

解：穴道是原始生命與大自然互通的門戶，生命八卦現象以穴道聯繫互通訊息。因此了解穴道的出入升降有助於生命的了解與病情的控制。

第七問　陰陽二十五人

問：什麼是陰陽二十五人？陰陽之人為何？如何接觸陰陽二十五人？

解：

「靈樞」陰陽二十五人第六十四：

「黃帝曰：余聞陰陽之人，何如。伯高曰：天地之間，六合之內，不離乎五，人亦應之。故五五二十五人之政，而陰陽之人不與焉。其態又不合於眾者也，余已知之矣，願聞二十五人之形，血氣之所生別，而以候從外知內，何如。歧伯曰：悉乎哉問也，此先師之祕也，雖伯高猶不能明之也。黃帝避席遵循而卻曰：余聞之。得其人弗教，是謂重失，得而洩之，天將厭之。余願得而明之，金匱藏之，不敢揚之。歧伯曰：先立五形金木水火土，別其五色，異其五形之人，而二十五人具矣。黃帝曰：願卒聞之。歧伯曰：慎之慎之，臣請言之。

木形之人，比於上角，似於蒼帝，其為人，蒼色、小頭、長面、大肩背、直身、小手、足好、有才、勞心、少力、多憂、勞於事。能春夏，不能秋冬，感而病生，足厥陰佗佗然。大角之人，比於左足少陽，少陽之上遺遺然，左角之人，比於右足少陽，少陽之下隨隨然。釱角之人，比於右足少陽，少陽之上推推然。判角之人，比於左足少陽，少陽之下栝栝然。

火形之人，比於上徵，似於赤帝。其為人，赤色、廣　、脫面、小頭、好肩背髀腹、小手足、行安地、疾心、行搖、肩背肉滿、有氣、輕財、少信、多慮、見事明、好顏、急心、不壽暴死。能春夏，不能秋冬，秋冬感而病生手少陰，核核然。質徵之人，比於左手太陽，太陽之上肌肌然。少徵之人，比於右手太陽，太陽之下，慆慆然。右徵之人，比於右手太陽，太陽之上，鮫鮫然。質判之人，比於左手太陽，太陽之下，支支頤頤然。

土形之人，比於上宮，似於上古黃帝。其為人，黃色，圓面，大頭，美肩背，大腹，美股脛，小手足，多肉，上下相稱，行安地，舉足浮安，心好利人，不喜權勢，善附人也。能秋冬，不能春夏，春夏感而病生，足太陰敦敦然。大宮之人，比於左足陽明，陽明之上婉婉然。加宮之人，比於左足陽明，陽明之下坎坎然，少宮之人，比於右足陽明，陽明之上樞樞然。左宮之人，比於右足陽明，陽明之下兀兀然。

金形之人，比於上商，似於白帝。其為人，方面，白色，小頭，小肩背，小腹，小手足，如骨發踵外，骨輕，身清廉，急心靜悍，善為吏，能秋冬，不能春夏，春夏感而病生，手太陰敦敦然。釱商之人，比於左手陽明，陽明之上廉廉然。右商之人，比於左手陽明，陽明之下脫脫然。左商之人，比於右手陽明，陽明之上監監然。少商之人，比於右手陽明，陽明之下嚴嚴然。水形之人，比上羽，似於黑帝。其為人，黑色面不平，大頭廉頤，小肩，大腹，動手足，發行搖身，下尻長背，延延然，不敬畏，善欺紿人戮死，能秋冬，不能春夏，春夏感而病，生足少陰，汗汗然。大羽之人，比於右足太陽，太陽之上，頰頰然。少羽之人，比於左足太陽，太陽之下，紆紆然。眾之為人，比於右足太陽，太陽之下，絜絜然。桎之為人，比於左足太陽，太陽之上，安安然。是故五形之人二十五變者，眾之所以相欺者是也。」

從經文得知，「陰陽之人」當有別於「人」，應為陰陽領域之人，故名之。此乃生命結構的一部分，為太一的化身。當人身生病時，太一常化生為陰陽二十五人以示病況，發出警訊求救。醫者如果漠視，甚至無視，當錯失病機。人是細胞組合而成，人之所以不同乃基因不同之故。陰陽二十五人在一個人身上都可能發生，即陰陽二十五人影響一個人的細胞變化。如果從陰陽二十五人認識基因，許多與基因有關的疾病將獲得突破。另一個重點是該如何接觸陰陽二十五人？修練氣功是唯一的途徑。

第八問　中氣

問：什麼是中氣？中脈？宗氣？

解：內經經文提到中氣，中氣即中脈也。在任督二脈間，中脈從會陰穴沿著脊椎內側直達百會穴；宗氣乃胸前心跳所在也，皆為氣之主，修練氣功之鑰。

附錄（以下為黃帝內經部分經文白話翻譯）

◆上古天真論篇第一

本論名為上古天真，指出經文中的理論與實際都是真實正確的，乃上古真人所傳。真人修練氣功得道，能透視人體，發現人體的八卦生命圖像，十二經絡穴道位置及五臟六腑生理關係，皆按照五運六氣的四時法則運行，這些自然規律不但能治病，還能延年益壽長命百歲生兒育女。這些理論傳到了中古至人時，更整理出最完善的系統。當傳到了春秋戰國時代聖人和賢人時更解剖屍體加以驗證真理，實行於人世間，寫成了這本經書傳世。

「昔在黃帝，生而神靈，弱而能言，幼而徇齊，長而敦敏，成而登天。」

本經文開宗明義第一句話震撼指出，人是有靈魂的，神界是存在的，只要修練得道就可昇天。此乃暗示黃帝內經氣功是本經的重點。從前黃帝一出生有如神靈下凡，胎兒時就能說話，幼童時就能徇齊順應中正之道而修練氣功，長大成人敦厚聰敏，修練氣功有成得道後就昇天了。

「乃問于天師曰：余聞上古之人，春秋皆度百歲，而動作不衰；今時之人，年半百而動作皆衰者。時世異耶人將失之耶？」

黃帝到了天界詢問掌管醫理的天師岐伯有關醫學的問題。上古之人，年紀到了百歲，而動作不衰；今時之人，年五十歲而動作皆衰退了，是時代不同嗎？還是人為的過失？天師岐伯為上天醫神，內經經文大都為黃帝與岐伯的對話。

「岐伯對曰：上古之人，其知道者，法于陰陽，和于術數，飲食有節，起居有常，不妄作勞，故形與神俱，而盡終其天年，度百歲乃去。今時之人不然也，以酒為漿，以妄為常，醉以入房，以欲竭其精，以耗散其真，不知持滿，不時御神，務快其心，逆于生樂，起居無節，故半百而衰也。夫上古聖人之教下也，皆謂之虛邪賊風避之有時，恬淡虛無，真氣從之，精神內守，病安從來？是以志閑而少欲，心安而不懼，形勞而不倦，氣從以順，各從其欲，皆得所願。故美其食，任其服，樂其俗，高下不相慕，其民故曰朴。是以嗜欲不能勞其目，淫邪不能惑其心，愚智賢不肖，不懼于物，故合于道。所以能年皆度百歲而動作不衰者，以其德全不危也。」

此節提出知道、和道、德全皆指修練氣功有成而言。後文皆同。道教的「道」應準此，建議奉黃帝為教主，《黃帝內經》為教義。而各從其欲，皆得所願，美其食，任其服，樂其俗，皆指修練氣功有成的行為不是禁慾主義的，也與不修練氣功的縱慾主義有別。至於修練氣功細節，經文中有提示。上古之人，其知道修練氣功者，以陰陽為法則，調和五行八卦術數，飲食有節制，生活起居有規律，不妄作勞使體力透支，故形體與靈魂互動良好，而盡終其天年壽命，度過百歲才死去。今時之人不是這樣，以酒當水漿喝，經常妄支體力，喝醉了行房，好像要竭盡其精血，要耗散其真氣，不知道防止過度，經常精神消耗，務必快活其心，放任隨意生樂，生活起居無節制，故半百五十歲就衰敗死去了。所以上古聖人之教導眾人，都說虛邪賊風必須適應四時變化而躲避之，心靈要恬淡虛無，修練氣功增強真氣，精神內守安定，疾病怎麼會發生呢?所以，修練氣功必須志趣優閒而少欲望，心神安定而不恐懼，形體勞動時不要透支疲倦，順從氣行，然後修練得道就能各從其所欲想，而皆得到所願了。故美食當前，華服耀眼，俗樂誘惑，高下好壞都不相計較，所以這些人做到樸的境界，知止而無所求了。所以修行的人能做到所有嗜好慾望都不能誘惑其雙眼，淫穢邪惡不能蠱惑其心靈，不論愚智賢不肖都能修練氣功，達到不懼怕任何事物的境界，這就是得道;所以修練氣功都能活百歲而動作不衰者，是其氣功完整德全不危害，修練氣功有成而得道了。

「帝曰：人年老而無子者，材力盡邪？將天數然也？岐伯曰：女子七歲腎氣盛，齒更髮長。二七而天癸至，任脈通，太衝脈盛，月事以時下，故有子。三七腎氣平均，故真牙生而長極。四七筋骨堅，髮長極，身體盛壯。五七陽明脈衰，面始焦，髮始墮。六七三陽脈衰於上，面皆焦，髮始白。七七任脈虛，太衝脈衰少，天癸竭，地道不通，故形壞而無子也。丈夫八歲腎氣實，髮長齒更。二八腎氣盛，天癸至，精氣溢瀉，陰陽和，故能有子。三八腎氣平均，筋骨勁強，故真牙生而長極。四八筋骨隆盛，肌肉滿壯。五八腎氣衰，髮墮齒槁。六八陽氣衰竭於上，面焦，髮鬢頒白。七八肝氣衰，筋不能動，天癸竭，精少，腎臟衰，形體皆極。八八則齒髮去。腎者主水，受五臟六腑之精而藏之，故五臟盛，乃能瀉。今五臟皆衰，筋骨解墮，天癸盡矣，故髮鬢白，身體重，行步不正，而無子耳。」

人年老而無子不是體力用盡或天數年歲的關係，因為女子七歲腎氣盛，乳齒開始更換為恆齒，頭髮長出。二七而天癸性激素開始分泌，任脈通，太衝脈卵巢盛，月事以時按月來，故可生子。三七腎氣平均，故恆齒生長完成。四七筋骨堅，體髮長滿，身體盛壯。五七陽明胃脈衰，面開始焦乾，頭髮開始掉。六七手足三陽脈衰於上，面皆焦乾，頭髮開始變白。七七任脈虛，太衝脈卵巢衰少萎縮，天癸性激素竭斷不再分泌，地道不通子宮無法受孕，故形體敗壞而無子了。男子八歲腎氣充實，頭髮生長乳齒更換。二八腎氣盛，天癸性激素開始分泌，精氣滿溢而瀉，陰陽平和，故能有子。三八腎氣平均，筋骨勁強，故真牙生而長全。四八筋骨隆盛，肌肉滿壯。五八腎氣衰，頭髮墮掉齒槁動搖。六八陽氣衰竭於上，面焦乾，髮鬢頒白。七八肝氣衰，筋不能動，天癸性激素竭斷減少分泌，精蟲變少，腎臟衰，形體負荷到了極限。八八則齒髮失去；腎臟主水，結合五臟六腑之精氣於腎上腺，故五臟盛，乃能瀉精；今五臟皆衰，筋骨解散，天癸性激素不再分泌，故髮鬢白，身體荷重，行步不正，而無法生子了。五七五八人身開始衰退，一為陽明胃脈消化代謝系統衰退，一為腎氣細胞活力內分泌系統衰退；此兩退因人而異，胃脈與腎氣平衡當為養生的重點。

此節提出人體任脈和督脈的重要性，這個觀點是非常理性的。天癸決定有子與否，男有女無或女有男無皆無法有子，人年老而無子指單一男或女而言，越過了天癸年限要達到百歲有子，必須恢復天癸的機制；而要恢復天癸的機制就必須修練氣功，也就是修道。這和人體任脈和督脈又有何關聯？這就要從天癸分析。從現代醫學觀點推斷，天癸就是控制性激素的中心，所以叫做天就是意謂此中心在人體的頭部，就是腦下腺。腦下垂體大小如紅豆，剛好在頭頂百會穴直下的頭部中心點。天癸至，任脈通，太衝脈盛，月事以時下，即天癸在女子二七男子二八開始分泌促性腺激素，而任脈控制太衝脈的生理，此太衝脈聯絡卵巢或睪丸；炎夏靜坐練功完畢時汗多，前腹短暫出現任脈的軌跡，是一條寬約六毫米的白色直線，小腹近腹腔底部也短暫出現一條寬約六毫米的白色橫線此即太衝脈。而腦下垂體控制卵巢或睪丸的機轉，就有如任脈和督脈的陰陽協調，雖然文中沒有直接言明督脈控制天癸的機轉，但是腎者主水，受五臟六腑之精而藏之，故五臟盛，乃能瀉，此即腎藏精，精就是激素，精由血液運送至目的地，所以叫做精血；以現今醫學觀之，腎臟是不藏精液的，但是不管男或女的腎上腺皆可分泌微量的男女性激素，所以腎上腺和卵巢或睪丸皆能分泌性激素，而腦下垂體分泌的是促性腺激素，控制卵巢或睪丸分泌性激素，所以本節認為天癸和腎的功能正常才能百歲而有子。督脈起於脊椎尾骶之端，循脊柱上行經百會抵人中；任脈起於會陰，繞陰器，循腹胸中線上行，抵下唇承漿。從任脈控制太衝脈的理論可以推出督脈控制天癸和腎上腺，這是從路徑來說的。又經文中強調任督二脈而常同時出現。最後值得一提的是經驗法則，在修練氣功的過程中，任督二脈是生氣的基礎。現代醫學認為內分泌系統有腦下腺松果腺甲狀腺胸腺胰腺腎上腺性腺等，以其能分泌特定激素，從血液傳至某些器官組織的接受器產生機能調節反應；而任督二脈如何控制內分泌系統？內分泌器官生病如何診斷治療？經文認為內分泌正常是長命百歲的先決條件，細胞病變大都與內分泌功能不平衡有關，所以必須從五臟法則以五行八卦論治。至於其他相關問題有待更進一步突破。

「帝曰：有其年已老，而有子者：何也？岐伯曰：此其天壽過度，氣脈常通，而腎氣有餘也。此雖有子，男子不過盡八八，女子不過盡七七，而天地之精氣皆竭矣。帝曰：夫道者年皆百歲，能有子乎？岐伯曰：夫道者能卻老而全形，身年雖壽，能生子也。」

年已老而有子是因為年壽超過該有的歲數時，能夠氣脈常通而腎氣有餘的緣故。此雖有子，大部分男子不會超過八八六十四歲，女子不會超過七七四十九歲，而天地之精氣性激素都會枯竭了。修道者修練黃帝內經氣功可防老而保全形體不衰，身年雖高壽百歲，也能生子。

「黃帝曰：余聞上古有真人者，提挈天地，把握陰陽，呼吸精氣，獨立守神，肌肉若一，故能壽敝天地，無有終時，此其道生。」

上古有真人者修練氣功，順應天地八卦柔剛，遵循陰陽五行，呼吸引導吐納精氣，獨立於虛無之中守住靈魂，全身肌肉放鬆安靜不動，故能與天地同壽，無有終絕之時，此其道生修練有成而得道了。

「中古之時，有至人者，淳德全道，和於陰陽，調於四時，去世離俗，積精全神，游行天地之間，視聽八達之外，此蓋益其壽命而強者也。亦歸於真人。」

中古有至人者修練氣功，厚德養身充實真氣，固全完整的氣功道法，調合陰陽四時規律，離開世俗，集中精神，呼吸吐納在天地之間，意念可視聽在八方之外，這就能增益其壽命而使更強壯了。也如同真人。

「其次有聖人者，處天地之和，從八風之理，適嗜欲於世俗之間，無恚嗔之心，行不欲離於世，被服章，舉不欲觀於俗，外不勞形於事，內無思想之患，以恬愉為務，以自得為功，形體不敝，精神不散，亦可以百數。」

其次有聖人者修練氣功，協調天地之和諧，順從八風之理念，平時適應嗜好在世俗人間，無恚怒嗔怨之心，所有行為不想離開人間，披穿合宜的衣服遵守禮儀章法，卻舉頭不想觀看世俗百態而隨波逐流，對外不勞煩形體於雜事，對內無思想之憂患，以恬淡愉快為主，以自得為安，形體不敝壞，精神不散漫，也可以活到百歲。

「其次有賢人者，法則天地，象似日月，辨列星辰，逆從陰陽，分別四時，將從上古，合同於道，亦可使益壽而有極時。」

其次有賢人者修練氣功，功法遵從天地循環之理，氣功意象有如日月發光，分辨排列的星辰互相呼應，有逆有從或陰或陽，分別四時四象，隨從上古真人一樣，志同道合而修行得道，亦可使增壽而有極終之時達到百歲了。

以上四種人是五千年前的分類，但是生存原則卻是相同的。第一類和第二類是出世的，第三類和第四類是入世的。不管出世或入世，修練氣功的人適應力比較強，生存條件限制少。亦有一說認為，以上四種人是一個修練氣功的總和概念，不管出世入世，都必須養心養德，調和食衣住行育樂。總之，如果你想挑戰百歲極限，建議你修練氣功，並祝福你可以活到百歲以上而有子。至於氣功功法如提挈天地，把握陰陽，呼吸精氣，獨立守神，肌肉若一，淳德全道，和於陰陽，調於四時，游行天地之間，視聽八達之外，處天地之和，從八風之理，法則天地，象似日月，辨列星辰，逆從陰陽，分別四時，為黃帝內經氣功心法，習者必須讀完全部經文融會貫通為是。

◆四氣調神大論篇第二

本論說明人體的八卦生命現象，即「太極生兩儀，兩儀生四象，四象生八卦」的理論。四氣對應四象就是四時之氣，本論以四時調神起居適應的差異引出四氣的不同。由於太陽照射地球公轉產生了四時變化，四時是四個不同的時間區塊，這是以南北半球溫帶為基準，說明春夏秋冬所帶來的溫度和濕度，給人的感受是截然不同的；至於寒帶、熱帶、亞熱帶、南北極等地區雖無明顯的四時變化及感受，但是該區人身之四時對應營衛氣血也是存在的。春夏秋冬不會傷人，然而抗逆春夏秋冬的溫度和濕度，造成營衛氣血紊亂，春夏秋冬滋生的微生物就會傷人。所謂春生夏長秋收冬藏，對大地所產生的自然循環對人是有益的；以整個地球而言，每天都在四時變化，這是溫帶、寒帶、熱帶、亞熱帶、南北極等地區的綜合表現；所以不該把四時當作洪水猛獸，而把四時歸類為外邪。四時之論在經文中從生理、病理、脈色診斷、治療等皆有論述，所謂四時就是相對於人的營衛氣血。營衛控制防禦外邪微生物感染的機構如白血球、抗體；氣血為控制內邪自體炎症的調節機構，如吞噬細胞。而營衛氣血會像四時一樣定期作時間性的循環，所以四氣調神就是四氣通神，人的營衛氣血是和春夏秋冬對應的。又營衛氣血由五臟生成，當五臟敗絕前，營衛氣血會先紊亂。所以先治營衛氣血再治五臟。事實上，營衛氣血受六經六合的控制，是人體清除內外邪的機構。所以六經有病實為營衛氣血之亂也。

「春三月，此為發陳。天地俱生，萬物以榮，夜臥早起，廣步於庭，被髮緩形，以使志生，生而勿殺，予而勿奪，賞而勿罰，此春氣之應養生之道也；逆之則傷肝，夏為實寒變，奉長者少。」

春天三個月，溫度和濕度很適合激發陳舊以致新，所以天候溫和，大地滋潤，萬物生長，欣欣向榮。聖人配合天候晚睡早起，早上起來，頭髮不急著梳，就讓它散披著緩和自己的身體，來回在庭院散步，是為了要長出志氣；鼓勵生長而不要殺生，只能施與而不可搶奪，只能獎賞而不能處罰，這就是適應春氣來養生的準則了。如果違逆春氣就會傷肝，造成肝功能失調，又不就醫治療，日子久了到了夏天，就會實邪變寒，形成猛爆性肝炎，要度過炎炎長夏就難了。

「夏三月，此為蕃秀。天地氣交，萬物華實，夜臥早起，無厭於日，使志勿怒，使華英成秀，使氣得泄，若所愛在外，此夏氣之應養長之道也；逆之則傷心，秋為痎瘧，奉收者少，冬至重病。」

夏天三個月，陽光強烈，象徵著蕃茂秀盛，上天和大地氣流循環交替快速，萬物都開花結果。聖人配合天候晚睡早起，雖然炎熱酷暑，也不可厭倦度日，要保持心平氣和，不可動怒，氣定神閒就像夏天的百花怒放，讓火氣得順，就像喜歡上大自然，這就是適應夏氣來養生的準則了。如果違逆夏氣就會傷心，造成心血管循環障礙，又不就醫治療，日子久了到了秋天，心實火剋肺金就形成寒熱交加的瘧疾，能度過秋收病癒的很少，到了冬天就更嚴重了。

「秋三月，此謂容平，天氣以急，地氣以明，早臥早起，與雞俱興，使志安寧，以緩秋刑，收斂神氣，使秋氣平，無外其志，使肺氣清，此秋氣之應養收之道也；逆之則傷肺，冬為飧泄，奉藏者少。」

秋天三個月，溫度和濕度趨於從容平和，天候吹起強勁的西風，肅殺之氣使大地明亮似刀。聖人配合天候早睡早起，聽到雞鳴聲就起床了，要讓心志安寧，才能緩解秋天的肅殺之氣所帶來的傷害，收斂起神氣，不可與人或事發生衝突，使秋氣平和，志氣不要顯露在外，使肺氣清利，心胸豁達，這就是適應秋氣來養生的準則了。如果違逆秋氣就會傷肺，造成表皮組織生理障礙，又不就醫治療，日子久了到了冬天，就會發生酸鹼中毒，形成不可收拾的虛脫飧泄下痢，能度過寒冬養藏的就少了。

「冬三月，此為閉藏。水冰地坼，勿擾乎陽，早臥晚起，必待日光，使志若伏若匿，若有私意，若已有得，去寒就溫，無泄皮膚，使氣亟奪。此冬氣之應養藏之道也；逆之則傷腎，春為痿厥，奉生者少。」

冬天三個月，寒雪交加，門戶關閉，萬物藏身。水結成冰像要撐裂大地，不要在外拋頭露面驚擾了人身的陽氣，所以聖人配合天候早睡晚起，一定要等到陽光升起才起床，使自己的心志伏匿保藏起來，自私得像得到好處而不讓人知，去寒就溫，無泄露皮膚在外，使元氣完全奪藏在身內，這就是適應冬氣來養生的準則了。如果違逆冬氣就會傷腎，造成腎功能障礙，又不就醫治療，日子久了到了春天，就會發生尿毒症，形成痿弱暈厥的證狀，能度過春天而活的就少了。

春生夏長秋收冬藏，逆之則傷肝傷心傷肺傷腎，難道就不傷脾？習者必須深思。寒變痎瘧飧泄痿厥僅是舉例，病形萬千很難以偏概全。

「天氣清淨，光明者也，藏德不止，故不下也。天明則日月不明，邪害空竅。陽氣者閉塞，地氣者冒明，雲霧不精，則上應白露不下。交通不表，萬物命故不施，不施則名木多死。惡氣不發，風雨不節，白露不下，則菀槀不榮。賊風數至，暴雨數起，天地四時不相保，與道相失，則未央絕滅。唯聖人從之，故身無奇病，萬物不失，生氣不竭。」

本節論述非常重要。天氣指腦系統之氣即太極，日月指任督二脈即兩儀。當修練氣功時，頭部保持清淨光明，充實的氣是不會止住的，要保持到練功完畢。如果天氣充實，任督二脈卻不通，就會岔氣邪害空竅身體不舒服。這種情形就像天地大自然循環，陽光閉塞黑暗，地氣無法升起而冒阻了光明的生命，所以雲霧不夠精濃而無法產生水氣，相對的上天白露也不下，上下交通氣流循環不出現，萬物生命就不施行運作，不施行運作則名木大樹多死，惡氣不蒸發，風雨不調節，白露不下，則草木菀鬱槁枯不榮茂，反而盜賊般的強風一次一次吹來，暴雨接二連三下著，天地與四時不互動，與大自然規律相違失，生物就會大半絕滅。所以聖人修練氣功，遵循天地日月四時之道，故能身無奇病，就像萬物不失常，生氣不停竭。此節提到大自然水氣循環與太陽光的關係，綠色植物依賴陽光進行光合作用，生物得以生存；如果陽光太過，水氣蒸發，大地乾枯，生物困苦；如果雲層太厚陽光不足，甚至洪水氾濫，生物難活。太極腦系統就像太陽光，不能太過或不足，以致造成生命死亡。水分在人體是非常重要的，太極太過會造成人體有如乾旱般的災難，太極不足會造成人體有如洪水般的絕境。而太極由柔和剛組成，太極太過有柔太過或剛太過之不同，太極不及有柔不及或剛不及之區別，經文中會再論及。

「逆春氣則少陽不生，肝氣內變。逆夏氣則太陽不長，心氣內洞。逆秋氣則太陰不收，肺氣焦滿。逆冬氣則少陰不藏，腎氣獨沉。」

此節更進一步指出春夏秋冬四氣對應四象的情形。太極生兩儀，兩儀生四象，四象生八卦；陽儀生太陽少陰，陰儀生少陽太陰，四象就是太陽、少陰、少陽、太陰。八卦理論有四個階段功能，即太極、兩儀、四象、八卦等生命現象。太極為腦系統之陽氣，兩儀為任督二脈，四象為手三陽、足三陽、手三陰、足三陰，八卦作用力像個三道光環圍繞在人體四周，並且向人體發出柔剛指令。文中言「違逆春氣則少陽不運生，肝氣功能就會停頓內變。違逆夏氣則太陽不成長，心氣失調內洞循環發生障礙。違逆秋氣則太陰不收化，肺氣阻塞焦滿呼吸困難。違逆冬氣則少陰不儲藏，腎氣功能就會獨沉無法運作。」即四氣與四象的關係，四氣生長四象與四臟肝肺心腎相互對應。由此可知，遠古地球初始，先有四時四氣，在八卦作用下才產生了人類萬物，這是內經生命科學非常重要的論述。在卵與精子結合的過程中，是受到八卦作用力的嚴格控管，甚至可以推知遠古第一個男人或女人，單細胞的造人工程是和八卦作用力有關。也和萬物的發生息息相關。

「夫四時陰陽者，萬物之根本也。所以聖人春夏養陽，秋冬養陰，以從其根；故與萬物沉浮于生長之門，逆其根則伐其本，壞其真矣。故陰陽四時者，萬物之終始也；生死之本也；逆之則災害生，從之則苛疾不起，是謂得道。道者聖人行之，愚者佩之。從陰陽則生，逆之則死；從之則治，逆之則亂。反順為逆，是謂內格。是故聖人不治已病，治未病；不治已亂、治未亂，此之謂也。夫病已成而後藥之，亂已成而後治之，譬猶渴而穿井，鬪而鑄金，不亦晚乎？」

四氣調神建立在四時陰陽，而四時陰陽必須春夏養陽，秋冬養陰，以順從其八卦根本；故人同樣與萬物生死沉浮於生長的通路，逆其四時陰陽之根則伐害其太極之本，壞其真命了；換言之，春夏養營衛，秋冬養氣血，而營衛抗外邪，氣血調內邪。當內外邪侵犯人體時，就必須以營衛氣血對應治療。故曰病從陰陽則生，病逆陰陽則死；從陰陽之理則可治，逆陰陽之理則亂治。病反順轉為逆，傳至四象內臟，是謂內格，是內臟阻格完全與外隔絕的死證。故陰陽四時者，萬物之終始也；生死之本也；逆之則災害生，從之則苛疾重症不生，是謂得道。如果了解四時陰陽營衛氣血，就不會亂治，是故聖人不治已病，治未病；不治已亂、治未亂，此之謂也。如果病已成而後施藥，亂已成而後治療，譬猶臨渴而挖井，臨鬥而鑄製金刀，不亦晚乎？「不治已病，治未病」意指為何？如頭痛，是為已病之顯現，而病毒引起的感冒為病因，當從未病之營衛系統調理；若為血脂肪過高引起的代謝障礙，當從未病之六氣系統調理；如果僅一味止痛，就會貽誤病機。

◆生氣通天論篇第三

生氣通天即明言天氣與任督二脈雖有陰陽柔剛不同之處，而天氣控制腦系統，任督二脈控制內分泌循環，天氣主導任督二脈是為生氣之本源。氣是什麼？人體的氣是由陰陽和柔剛產生的，大自然環境也存在陰陽氣和柔剛氣，修練氣功時經由呼吸引導入氣，與人體的氣互相感應。有人認為氣是能量，是訊號？修練氣功時，感覺氣是膨脹的，是具有引力的實體。在人身，陰陽氣是按照五行生剋移動的，而柔剛氣是以八卦形式移動。八卦中心為太極，即腦系統。而任督二脈為兩儀，生出營衛氣血及手足三陰、三陽、四象，形成左右手足胸脇腹腰八卦，詳靈樞九鍼論篇第七十八。平時人身柔剛之氣不易察覺，修練氣功可將柔剛之氣強大。生氣通天就是太極之腦系統為天，是生氣之源。所有人身之柔剛氣都是受太極腦系統之氣牽引，太極腦系統之氣主導全身之柔剛氣，所以說陽因而上，衛外者也。

「黃帝曰：夫自古通天者，生之本，本于陰陽，天地之間，六合之內，其氣九州、九竅、五臟十二節，皆通乎天氣。其生五，其氣三，數犯此者，則邪氣傷人，此壽命之本也。」

天氣指腦系統之氣，為靈魂之氣。陰陽，天地，六合之內，其氣九州、九竅、五臟十二節，皆相對於靈魂氣而言。實體而論，腦系統控制人體所有活動，並決定生死。而天氣為中心太極，本於陰陽，天地之間，生成五行，築構天人地三氣八卦之象。邪犯任何一個環節都會傷及生命。六合就是木火土金水火，與五行不同，沒有生剋作用，而有相合作用。靈魂中的陰陽五行結構與柔剛八卦結構必須靠六經六合組織在一起，所以五行八卦六合是人體靈魂的三大作用力。九州即九宮八卦之數。九竅即頭面七竅及下身二竅之數。五行有十變，天干之數；六合有十二節，地支之數。天干即甲乙丙丁戊己庚辛壬癸；地支即子丑寅卯辰巳午未申酉戌亥。天干具有生剋動力，而甲己合為土，乙庚合為金，丙辛合為水，丁壬合為木，戊癸合為火。地支具有沖合動力，而寅午戌，卯未亥，辰申子，巳酉丑三合；子丑，寅亥，卯戌，辰酉，巳申，午未六合，見則互為壯大。子午，丑未，寅申，卯酉，辰戌，巳亥相沖，見則互為耗損。節者節制，約制，規律也，十二節十二規律，即十二經絡。總而言之，干支為時間能，八卦為空間能，這兩種能量創造了宇宙，由無到有，產生萬物。「天元紀大論篇第六十六」：太始天元冊文曰：太虛寥廓，肇基化元，萬物資始，五運終天，布氣真靈，總統坤元。這是地球上第一個正確說出宇宙的來源者，翻成白話：「太虛宇宙如此廣闊無邊無際，是由化元能量天干地支創建起來的，萬物產生，五行動力控制了星際循環，氣功能量散布在靈魂，控制了各種變化元素。」這是五千年前提出的真知灼見。時間與空間控制貫穿整個宇宙萬物，時間是什麼？空間是什麼？時間與空間包括那些元素如何運作？經文會再詳論。時間與空間產生了時間能和空間能，當時間和空間變化時能量會釋放出來。

「蒼天之氣，清靜則志意治，順之則陽氣固，雖有賊邪，弗能害也，此因時之序。故聖人傳精神，服天氣而通神明。失之則內閉九竅，外壅肌肉，衛氣解散，此謂自傷，氣之削也。」

因時之序指「太極生兩儀，兩儀生四象，四象生八卦」是有時間性的，而與四時有關。太極蒼天之氣指腦系統之氣，清靜則志意治安，順之則陽剛氣固，雖有賊邪，不能害也。聖人修練氣功傳精神養太極陽氣，順從柔剛天氣而通達靈魂神明，否則內分泌紊亂，營衛氣血失調，嚴重時外壅肌肉長瘤，內閉九竅而不通，造成自傷氣衰。

「陽氣者，若天與日，失其所，則折壽而不彰。故天運當以日光明。是故陽因而上，衛外者也。因於寒，欲如運樞，起居如驚，神氣乃浮。因於暑汗，煩則喘喝，靜則多言。體若燔炭，汗出而散。因於濕，首如裹。濕熱不攘，大筋緛短，小筋弛長。緛短為拘，弛長為痿。因於氣，為腫。四維相代，陽氣乃竭。

陽氣者，煩勞則張，精絕，辟積於夏，使人煎厥，目盲不可以視，耳閉不可以聽，潰潰乎若壞都，汩汩乎不可止。

陽氣者，大怒則形氣絕而血菀於上，使人薄厥。有傷於筋，縱其若不容。汗出偏沮，使人偏枯。汗出見濕，乃生痤疿。高梁之變，足生大丁受如持虛。勞汗當風，寒薄為皶，鬱乃痤。

陽氣者，精則養神，柔則養筋。開闔不得，寒氣從之，乃生大僂。陷脈為瘻，留連肉腠。俞氣化薄，傳為善畏，及為驚駭。營氣不從，逆於肉理，乃生癰腫。魄汗未盡，形弱而氣爍，穴俞以閉，發為風瘧。」

陽氣者指腦系統之柔剛氣，就像天上的太陽；如果陽氣不足或不在其位而無法協調腦系統，生命現象會失調脫陽亡陽最後死亡，所以陽剛氣在上保護腦系統，有強壯的作用。故陽因而上，衛外者也，此陽是指腦系統之太極，太極控制腦系統運作營衛防衛機制。因此練氣時陽氣集聚於頭，就像太陽光那般明亮。可見太極陽氣是否在位保護腦系統是非常重要的。大凡陰陽和柔剛是人體靈魂的結構，穴道會定時開闔發出陰陽氣或柔剛氣，而有盛衰的不同。至於太陰陽明論篇：「陰氣從足上行至頭，而下行循臂至指端；陽氣從手上行至頭，而下行至足。」此乃陰陽經脈循行路線，必須與營衛氣血區分。營衛氣血屬於陰陽系統。此節所言陽氣皆指腦系統之柔剛氣，以在頭部象徵日光明故曰陽氣，故天運當以日光明。然而因於寒，因於暑汗，因於濕，因於氣都會使陽氣失其所而產生不同症狀。如久處低溫寒冷之地，會使人動作怪異，驚狂氣躁。如久處高熱而汗不止，會使人煩躁而喘，睡而多語，高燒汗後不退。如久處濕地，頭腫得像包一層布，濕熱無法消除，大筋緛短，小筋弛長；緛短為拘攣，弛長為痿弱。如久處空氣稀薄之地，就會缺氧肺水腫。以上四種情形交互發生就會使陽氣滅絕而死亡。如久處高熱之地，又煩勞過度、縱慾精絕，病積於炎夏形成煎厥，讓人氣逆昏迷，目盲不可以視，耳閉不可以聽，潰潰乎若敗壞的都市而不可治，汩汩乎不可止而病情越來越嚴重。上述陽氣失所的病如果大怒，就會形氣虛脫，血壅吐血而昏迷，成為薄厥；或血栓阻塞腦系統造成左右手足筋肉失調不聽使喚，汗出偏傷，使人得了偏枯中風病；中風久臥在床又汗出見濕，乃生皮膚病，如痤小癤、痱紅疹；這是因為平時偏愛膏脂美食的病變，即使足生大疔也不知忌口，接受如持虛空杯，來者不拒；勞汗又吹寒風，油脂產物容易寒凝成粉刺皶，日子久了會凝結成痤小癤。陽氣上行控制著腦系統，養護人的精神和神經肌肉；如果陽氣無法按照時間開闔，再久受寒氣入骨就會傷骨而脊柱彎曲成僂；久受寒氣入脈就會傷肉而形成瘻管，留連於肌肉腠理之間；久受寒氣從俞穴進入經脈就會傷腦，變得容易受驚害怕，甚至形成精神病的驚駭症。如果加上營衛失調，無法抵抗外邪進入肉理，乃生癰腫。久受寒氣又陰汗流不止，高燒不退形氣消弱，俞穴封閉，寒熱交加，就會發展成風瘧。

「故風者，百病之始也，清靜則肉腠閉拒，雖有大風苛毒，弗之能害，此因時之序也。」

風者八風也，如果太極清靜，兩儀平和，四象安定，八風就不生。始，不可當初始解，如果百病發生之初始皆因風而起，殊不合理。故始，首也，百病中之首嚴重者都是八卦所引起的病。此類奇病最難治，如癌症、偏枯。這些都是八卦之柔剛系統發生了問題，造成因時之序紊亂之故。另外，八卦病可分為八卦、四象、兩儀、太極等四階段，此因時之序也。

「故病久則傳化，上下不并，良醫弗為。故陽畜積病死，而陽氣當隔。隔者當瀉，不亟正治，粗乃敗之。」

奇病日久最後傳至腦系統而陽氣畜積不通，造成食不下及腹瀉，上下不和，病危而不用正確的方法治療就會病死。

「故陽氣者，一日而主外。平旦人氣生，日中而陽氣隆，日西而陽氣已虛，氣門乃閉。是故暮而收拒，無擾筋骨，無見霧露，反此三時，形乃困薄。」

氣腦系統是要休息的，因為腦系統之氣最清靜光明，其生理活動在正常的狀況下隨著陽光日出日落，平旦人氣生，日中而陽氣隆，日西而陽氣已虛，氣門穴道就會關閉。所以人要有正常睡眠，到了夜晚要拒收各種事務，無擾動筋骨，不見霧露，如果顛倒日夜工作，平旦日中日西三時反常，就會疲累生病。古今日出而作，日入而息的農村生活很適合養生修練氣功；現代工商發達，熬夜加班沒有日夜，要養生修練氣功是很困難的，本節提出修練氣功的基本生活方式。又，人的三餐也隨太陽分成早中晚，人，是一個軀殼，必須攝取食物以維持生命，生命就是求生意識，當失去求生意識或求生意識被管控時，就是死亡。「太極生兩儀，兩儀生四象，四象生八卦」為什麼會這樣？在地球空間裏太陽就是太極，南北極就是兩儀，四時就是四象，山川澤林地形就是八卦。八卦是空間能，事物在空間產生了動能就會受到八卦控制，這就是八卦。一個房子的機能也有八卦，各種思維也有八卦；太極是主幹，領導者，兩儀是執行者，四象是產生變化活動，八卦為最後威震效果。太陽太極主宰地球的一切，太陽毀滅，地球就會失去生命。腦太極失序，人體生命不保。

「岐伯曰：陰者藏精而起亟也，陽者衛外而為固也。陰不勝其陽，則脈流薄疾并，乃狂。陽不勝其陰，則五臟氣爭，九竅不通。是以聖人陳陰陽，筋脈和同，骨髓堅固，氣血皆從。如是則內外調和，邪不能害，耳目聰明，氣立如故。」

陽者衛外而為固也，陽指腦系統之氣；陰者藏精而起亟也，陰指任督二脈，亟，氣也，修練氣功時以任督二脈起氣；藏精乃協調內分泌的功能。從結構上來說在人體十二條經脈中，陽氣來自六陽經和六腑，陰氣來自六陰經和五臟。陰不勝其陽情形有四：①陰弱陽平、②陰平陽盛、③陰虛陽盛、④柔剛非屬陰陽。任督二脈乃柔剛之體，非屬陰陽，故曰陰不勝其陽、陽不勝其陰。而陰不勝其陽，柔也、陽不勝其陰，剛也。柔剛對任督二脈的傷害，柔則脈流又迫又急，數邪合并就會發狂；剛則五臟氣爭，九竅不通。病至五臟則入深，九竅不通則難治；如尿道不通非結石或攝護腺肥大，而是五臟氣爭之攝護腺癌。故聖人修練氣功陳列陰陽，筋脈和同，骨髓堅固，氣血皆從。如是則內外調和，邪不能害，耳目聰明，氣立如故，永久不衰。

「風客淫氣，精乃亡，邪傷肝也。因而飽食，筋脈橫解，腸澼為痔。因而大飲，則氣逆。因而強力，腎氣乃傷，高骨乃壞。」

風客淫氣指八風邪氣入侵，柔剛失所，任督二脈精乃亡，內分泌失調，如果傷到肝而又暴食，全身無力就像筋脈被支解般，下痢膿血而且直腸靜脈回堵成痔瘡；而又暴飲，就會氣逆吐血不止；而又強力行房再傷到腎，腦系統柔剛氣破壞氣絕而死。

「凡陰陽之要，陽密乃固，兩者不和，若春無秋，若冬無夏。因而和之，是謂聖度。故陽強不能密，陰氣乃絕。陰平陽秘，精神乃治；陰陽離決，精氣乃絕。因於露風，

乃生寒熱。」

腦系統（陽）與內分泌系統（陰）共同的要點，就是柔剛氣必須能夠控制腦系統強固人體。如果兩者不和，就像有春天無秋天，有冬天無夏天般。所以陰柔陽剛和合就叫聖度。如果柔剛氣不能控制腦系統，內分泌就會紊亂。內分泌和諧，腦系統正常，精神乃治；內分泌和腦系統不協調，精氣乃絕。此刻即時僅受些微露風，也會感染寒熱病。

「是以春傷於風，邪氣留連，乃為洞泄。夏傷於暑，秋為痎瘧。秋傷於濕，上逆而咳，發為痿厥。冬傷於寒，春必溫病。四時之氣，更傷五臟。」

本節文句成對，春傷於風，邪氣留連，乃為洞泄，與秋傷於濕，上逆而咳，發為痿厥，成對。夏傷於暑，秋為痎瘧，與冬傷於寒，春必溫病，成對。前春秋為氣血，後夏冬為營衛。與前文春夏養陽，秋冬養陰略有出入，但四氣與營衛氣血的規範是不變的。人在春天傷於風，邪氣留連，造成氣血障礙，引起洞泄胃腸病；到了秋天傷於濕，上逆而咳，氣血不通，發為痿弱厥冷的肺結核。而夏天中暑，營衛失調，到了秋天容易得瘧疾病；冬天受了寒氣，營衛受傷，到了春天就會得溫病高燒不退。四時之氣，更傷五臟，即「逆春氣則少陽不生，肝氣內變。逆夏氣則太陽不長，心氣內洞。逆秋氣則太陰不收，肺氣焦滿。逆冬氣則少陰不藏，腎氣獨沉。」四氣除了病傳五行陰陽系統之外，也會病傳八卦柔剛系統。

「陰之所生，本在五味；陰之五宮，傷在五味。是故味過於酸，肝氣以津，脾氣乃絕。味過於鹹，大骨氣勞，短肌，心氣抑。味過於甘，心氣喘滿，色黑，腎氣不衡。味過於苦，脾氣不濡，胃氣乃厚。味過於辛，筋脈沮弛，精神乃央。是故謹和五味，骨正筋柔，氣血以流，腠理以密，如是則骨氣以精。謹道如法，長有天命。」

五味者酸苦甘辛鹼也，可以養陰，也可以傷陰。五宮者五臟也。五味可以刺激內分泌系統分泌激素，但是如果過度也會傷到五臟之陰；即味過於酸，肝氣以津，滋潤過旺，木剋土，脾氣乃絕；味過於鹹，大骨中沉積過度氣勞無力，短肌筋攣，水剋火，心氣抑鬱；味過於甘，脾土過旺，火生土受阻，故心氣喘滿，土剋水，膚色黑，腎氣不均衡而無法運作；味過於苦，心火過旺，火生土太多，脾氣不能濡動運作，胃氣乃厚滯不行；味過於辛，肺金過旺，金剋木，肝木不足，筋脈沮壞鬆弛，精神乃央半散漫。所以注意飲食，謹和五味，骨正筋柔，氣血交流，皮膚腠理周密，如是則骨氣精固。謹遵道法，長有天命。

◆金匱真言論篇第四

本論將藏於金匱之四氣在人體俞穴分佈相關位置加以分析討論。另外本論也建立了一個主要論述，五臟六腑對應於陰陽系統，腦、脊椎、生殖器官、任督二脈對應於柔剛系統。陰陽系統和柔剛系統是靈魂的兩大體系，陰陽系統包含了整個靈魂本體，而柔剛系統包含了整個靈魂外體。靈魂本體位於人體軀幹內部，而靈魂外體位於人體軀幹外部，換句話說，靈魂外體包住了靈魂本體，而靈魂外體還應包括頭部、頸部和四肢的相對配置組合，呈現了太極陰陽結合之象。所以頭髮部、頸背腰部屬於陽，而臉面部、喉嚨胸腹屬於陰；四肢陰陽則從手足三陰三陽走向配置。由此可知，靈魂外體是個陰陽兩面的結合體。相對的，以實質人體而言，柔剛系統受制於八卦理論，控制腦神經系統以支配相關的器官組織，而陰陽系統受制於五行理論，以調節血液和組織液的所有內容物。

「黃帝問曰：天有八風，經有五風，何謂？」

天有八風，乃來至八卦方位之邪風，詳靈樞九宮八風第七十七，天氣腦系統主導八卦柔剛病；經脈有五風，即五行木火土金水等五行陰陽病。兩者之關係如下所言：

「岐伯對曰：八風發邪以為經風，觸五臟邪氣發病。所謂得四時之勝者，春勝長夏，長夏勝冬，冬勝夏，夏勝秋，秋勝春，所謂四時之勝也」。

當八卦柔剛病合同經脈五行陰陽病發生時，就會以四時之勝傳入五臟引發重病；即春氣傳入脾，長夏氣傳入腎，冬氣傳入心，夏氣傳入肺，秋氣傳入肝。長夏氣屬四季中土。與「四氣調神大論篇第二」所言，「逆春氣則少陽不生，肝氣內變。逆夏氣則太陽不長，心氣內洞。逆秋氣則太陰不收，肺氣焦滿。逆冬氣則少陰不藏，腎氣獨沉。」為八卦柔剛病四時傳五臟，春氣傳入肝，夏氣傳入心，秋氣傳入肺，冬氣傳入腎的對傳不同。

「東風生於春，病在肝，俞在頸項；南風生於夏，病在心，俞在胸肋；西風生於秋，病在肺，俞在肩背；北風生於冬，病在腎，俞在腰股，中央為土，病在脾，俞在脊。故春氣者，病在頭；夏氣者，病在臟；秋氣者，病在肩背；冬氣者，病在四肢。故春善病鼽衄，仲夏善病胸脅，長夏善病洞泄寒中，秋善病風瘧，冬善病痺厥。故冬不按蹻，春不鼽衄；春不病頸項，仲夏不病胸脅；長夏不病洞泄寒中，秋不病風瘧，冬不病痺厥，飧泄而汗出也。夫精者，身之本也。故藏於精者，春不病溫；夏暑汗不出者，秋成風瘧，此平人脈法也。故曰：陰中有陰，陽中有陽。平旦至日中，天之陽，陽中之陽也；日中至黃昏，天之陽，陽中之陰也；合夜至雞鳴，天之陰，陰中之陰也；雞鳴至平旦，天之陰，陰中之陽也。故人亦應之，夫言人之陰陽，則外為陽，內為陰。言人身之陰陽，則背為陽，腹為陰。言人身之臟腑中陰陽，則臟者為陰，腑者為陽。肝心脾肺腎五臟皆為陰，膽胃大腸小腸膀胱三焦六腑皆為陽。所以欲知陰中之陰，陽中之陽者，何也？為冬病在陰，夏病在陽，春病在陰，秋病在陽，皆視其所在，為施針石也。故背為陽，陽中之陽心也；背為陽，陽中之陰肺也；腹為陰，陰中之陰腎也，陰中之陽肝也；腹為陰，陰中之至陰脾也。此皆陰陽表裏，內外雌雄，相輸應也。故以應天之陰陽也。」

此節指出四氣營衛氣血於表裏分佈不同，俞穴分治也異。故冬病在陰，夏病在陽，春病在陰，秋病在陽，皆視其所在，為施針石也。而陰陽在人身的分佈，陰中有陰有陽，陽中有陽有陰。因為平旦至日中，天之陽，陽中之陽也；日中至黃昏，天之陽，陽中之陰也；合夜至雞鳴，天之陰，陰中之陰也；雞鳴至平旦，天之陰，陰中之陽也。故人亦應之，人之陰陽，則外為陽，內為陰。人身之陰陽，則背為陽，腹為陰。臟者為陰，腑者為陽。肝心脾肺腎五臟皆為陰，膽胃大腸小腸膀胱三焦六腑皆為陽。背為陽，陽中之陽心也；背為陽，陽中之陰肺也；腹為陰，陰中之陰腎也，陰中之陽肝也；腹為陰，陰中之至陰脾也。所以四氣俞穴在人身的分佈為：東風生於春，病在肝，俞在頸項；南風生於夏，病在心，俞在胸肋；西風生於秋，病在肺，俞在肩背；北風生於冬，病在腎，俞在腰股，中央為土，病在脾，俞在脊。雖然並未明言是那些穴道，習者必須熟讀內經全部經文融會貫通才行。由於四氣俞穴在人身的分治是固定的，因此春氣者，病在頭；夏氣者，病在臟；秋氣者，病在肩背；冬氣者，病在四肢。故春善病鼽衄，仲夏善病胸脅，長夏善病洞泄寒中，秋善病風瘧，冬善病痺厥，這是營衛氣血四氣的列舉證狀。故冬不按蹻推拿四肢，春不鼽衄；如果四季都不做無謂的按摩，春不病頸項，仲夏不病胸脅，長夏不病洞泄寒中，秋不病風瘧，冬不病痺厥，飧泄而汗出了。總之，因為內分泌是人身協調的基礎，只要內分泌平衡，營衛氣血就能穩定，春夏秋冬就不會生病，也就不必多做無謂的按摩了。故曰：精內分泌者，人身之根本也，藏滿於精內分泌者，春不病溫；夏也不會發生暑汗不出者，到了秋天變成風瘧；如果這樣，就會診察到正常人該有的脈象了。習者請自行參研「靈樞本輸第二」：春取絡脈諸滎大經分肉之間，甚者深取之，間者淺取之。夏取諸俞孫絡肌肉皮膚之上。秋取諸合，餘如春法。冬取諸井諸俞之分，欲深而留之。此四時之序，氣之所處，病之所舍，臟之所宜。轉筋者，立而取之，可令遂已。痿厥者，張而刺之，可令立快也。難經「第七十四難」：經言春刺井，夏刺滎，季夏刺俞，秋刺經，冬刺合者，何謂也？然。春刺井者，邪在肝；夏刺滎者，邪在心；季夏刺俞者，邪在脾；秋刺經者，邪在肺；冬刺合者，邪在腎。其肝心脾肺腎，而繫於春夏秋冬者，何也？然。五藏一病，輒有五也。假令肝病，色青者肝也，躁臭者肝也，喜酸者肝也，喜呼者肝也，喜泣者肝也。其病眾多，不可盡言也。四時有數，而並繫於春夏秋冬者也，針之要妙，在於秋毫者也。

「帝曰：五臟應四時，各有收受乎？岐伯曰：有。

東方青色，入通於肝，開竅於目，藏精於肝。其病發驚駭。其味酸，其類草木，其畜雞，其穀麥，其應四時，上為歲星，是以春氣在頭也。其音角，其數八，是以知病之在筋也。其臭臊。」

這是五行歸納法的感應理論。方位環境對人身靈魂的影響是很重要的，雖然地球南北極的磁場加上地球自轉公轉以及萬有引力的綜合作用與靈魂無關，但東南西北方產生了一種不同的無形的五行感應力，即東方木，西方金，南方火，北方水，中央土等五種感應力；而且這五種生剋感應力對人身靈魂產生了感應現象。不論在地球上的任何定點，東南西北的五行感應力都相同。人身靈魂的東方有青色的木感應力相應，入通於肝官，開竅於目，所有與木相關的精華都藏在肝官，與肝感應。其病發為驚駭精神病。在大地上與木感應的有，其味酸，其類草木，其畜雞，其穀麥，其應四時，上為歲星，是以知病之在筋也。其音角，其數八，其臭臊。所以春氣病在頭。習者請自行五行歸類，例如其音為角徵宮商羽。

「南方赤色入通於心，開竅於耳，藏精於心，故病在五臟。其味苦，其類火，其畜羊，其穀黍，其應四時，上為熒惑星。是以知病之在脈也。其音徵，其數七，其臭焦。

中央黃色入通於脾，開竅於口，藏精於脾，故病在舌本。其味甘，其類土，其畜牛，其穀稷，其應四時，上為鎮星。是以知病之在肉也。其音宮，其數五，其臭香。

西方白色，入通於肺，開竅於鼻，藏精於肺，故病背。其味辛，其類金，其畜馬，其穀稻，其應四時，上為太白星。是以知病之在皮毛也。其音商，其數九，其臭腥。

北方黑色，入通於腎，開竅於二陰，藏精於腎，故病在谿。其味鹹，其類水，其畜彘，其穀豆，其應四時，上為辰星。是以知病之在骨也。其音羽，其數六，其臭腐。」

四時八風為什麼會促使五臟發病？因為東方青色，入通於肝官，開竅於目，藏精於肝官；南方赤色入通於心官，開竅於耳，藏精於心官；中央黃色入通於脾官，開竅於口，藏精於脾官；西方白色，入通於肺官，開竅於鼻，藏精於肺官；北方黑色，入通於腎官，開竅於二陰，藏精於腎官，這是五行方位的基本感應設定，所以營衛氣血四氣八風是與五臟之間產生了五行感應而發病了。

「故善為脈者，謹察五臟六腑，一逆一從，陰陽表裏，雌雄之紀，藏之心意，合心於精，非其人勿教，非其真勿授，是謂得道。」

精通診脈者必須分辨五臟六腑的脈位，順逆變化，陰陽表裏的脈象，男女雌雄的盛衰，要全心全意專注。如果得道，更必須遵守「非其人勿教，非其真勿授」的戒律。

◆陰陽應象大論篇第五

本論說明陰陽為萬物的結構成分，陰陽具有感應作用而控制宇宙的所有變化，即為本論的陰陽感應現象；所以人的生理病理診斷治法都與陰陽應象有關，而更進一步說明陰陽與柔剛的關係。陰陽必須靠五行生剋動力發揮作用。五行即木火土金水。五行相生即木生火，火生土，土生金，金生水，水生木。五行相剋即木剋土，火剋金，土剋水，金剋木，水剋火。而柔剛則靠八卦動力發揮作用。八卦即乾兌離震坤艮坎巽。修練氣功就是修練柔剛之氣。如果想視聽八達之外，就必須應用五行陰陽應象之法進行。以靈魂領域來說，先有陰陽，後生柔剛，陰陽五行主結構，柔剛八卦主機能，六經六合主清除內外邪。陰陽五行結構出問題，柔剛八卦機能生病；柔剛八卦機能出問題，陰陽五行結構生病。陰陽是體，柔剛是用。陰陽是形，柔剛是氣。

「黃帝曰：陰陽者天地之道也，萬物之綱紀也，變化之父母，生殺之本始，神明之府也。」

陰陽是什麼？這是內經對陰陽所下的唯一定義，即陰陽者天地之道也，萬物之綱紀也，變化之父母，生殺之本始，神明之府也。說明陰陽是一個結構成分，能組合成萬物，控制其中的變化、生存和滅亡，陰陽結構體是柔剛八卦天地運行的道路，也是靈魂居住的處所。

「治病必求於本。故積陽為天，積陰為地。」

因為治病要先知道病源，而病源不外乎陰陽柔剛；人體的八卦運行發揮作用，可積陽氣為天剛，積陰氣為地柔，運行於全身。所以柔剛氣是由陰陽氣轉換而來。

「陰靜陽燥，陽生陰長，陽殺陰藏，陽化氣，陰成形。」

因為陰安靜，陽躁動，又有生長殺藏的特性，而氣有陰陽，形乃陰陽合體，所以「陽化氣」是柔剛為陽化成了氣，「陰成形」是陰陽為陰積成了形。在陰陽五行中「陽生陰長，陽殺陰藏」是指五行有陰陽之分，甲生丁，乙生丙，甲剋己，乙剋戊，以此類推。而甲乙屬木，丙丁屬火，戊己屬土，庚辛屬金，壬癸屬水。

「寒極生熱，熱極生寒，寒氣生濁，熱氣生清。清氣在下，則生飧泄；濁氣在上，則生䐜脹。此陰陽反作，病之逆從也。故清陽為天，濁陰為地；地氣上為雲，天氣下為雨；雨出地氣，雲出天氣。故清陽出上竅，濁陰出下竅；清陽發腠理，濁陰走五臟；清陽實四肢，濁陰歸六腑。」

「寒極生熱，熱極生寒」，這句話是很深遠的。從病情來講，有些高燒前會發冷發寒，有些高燒病危會發寒，有些一陣寒一陣熱，一陣熱一陣寒，有些只有發寒，有些只有發熱。從實驗室發現，溫度到了一定高溫就會爆炸，到了一定低溫就會結冰崩裂。但是觀察整個地球受制於太陽照射角度，赤道的高溫與南北極的低溫似乎隨著四季的變化而保持著某種程度的平衡。本節提出寒熱平衡的道理，象徵代表寒的某物與代表熱的某物互相平衡。太極圖中黑色部分代表陰濁的柔氣，白色部分代表陽清的剛氣，而且生生不息運動著，所以說「寒極生熱，熱極生寒，寒氣生濁，熱氣生清」。陰陽經脈開闔放出了陰氣陽氣，由於八卦作用陽氣必須上升向外成為剛氣清陽，陰氣必須下降向內成為柔氣陰濁。陰陽結構體安靜的分佈在人身各處，雖然柔剛系統位於整個靈魂外體，但是以實質人體而言，剛氣清陽常流動於外，出上竅，發腠理，實四肢；柔氣陰濁常流動於內，出下竅，走五臟，歸六腑。所以剛氣清陽流動至內就會飧泄，柔氣陰濁流動至外就會䐜脹，這就是柔剛反作，病的逆從變化了。「地氣上為雲，天氣下為雨；雨出地氣，雲出天氣」說明柔剛互相依存的關係，就像天地雲雨氣候變化的無常。

「水為陰，火為陽；陽為氣，陰為味。味歸形，形歸氣，氣歸精，精歸化，精食氣，形食味，化生精，氣生形。味傷形，氣傷精；精化為氣，氣傷於味。陰味出下竅，陽氣出上竅。味厚者為陰，薄為陰之陽。氣厚者為陽，薄為陽之陰。味厚則泄，薄則通。氣薄則發泄，厚則發熱。壯火之氣衰，少火之氣壯。壯火食氣，氣食少火。壯火散氣，少火生氣。」

本節說明藥物氣味對柔剛的傷害與修練氣功時該注意的火候。味即酸苦甘辛鹼，氣即寒熱溫涼平。太極圖中柔與剛的運動必須平衡之外，兩者還有互動轉化，就像天地氣流的互動：「水為陰，火為陽；陽為氣，陰為味。味歸形，形歸氣。氣歸精，精歸化；精食氣，形食味；化生精，氣生形；味傷形，氣傷精；精化為氣，氣傷於味」即水為向下流動的陰柔，火為向上燃燒的陽剛，氣為升浮的陽剛，味為下沉的陰柔，所以「陰味出下竅，陽氣出上竅」；但是氣味是藥物的一體，又象徵對應太極柔剛之形，此形是指太極圖中的黑白兩個圖形，因為味為陰，氣為陽，柔為陰，剛為陽，所以味歸形，形歸氣，柔剛具有相互轉化的動力。而「氣歸精，精歸化，化生精，氣生形」，柔與剛的轉化必須經過精和化的過程，形是由精到化，精是壓縮，而不是減少；化是散開，不是增加；精是柔剛圖形的尾，化是柔剛圖形的頭；所以「陰柔之精食陽剛之氣，陽剛之形食陰柔之味；陰柔之味傷陽剛之形，陽剛之氣傷陰柔之精；陰柔之精化為陽剛之氣，陽剛之氣傷於陰柔之味」，符合太極圖中柔剛圖形由頭至尾互相轉化的象徵意義。這是對太極圖最詳盡的說明，有關八卦的內容，經文中會有更完整的解釋。而味厚傷陰柔之陰，味薄傷陰柔之陽；氣厚傷陽剛之陽，氣薄傷陽剛之陰。味厚刺激柔氣，引起腸蠕動則泄瀉，味薄刺激柔氣，引起腸蠕動則通暢。氣薄刺激剛氣，觸動發汗機制則發泄，氣厚刺激剛氣，觸動發熱機制則發熱；這是柔剛的藥理作用。修練氣功時，意念火候必須恰當。太過壯火就會傷到柔剛之氣而變弱，少火慢溫，柔剛之氣就會一天一天強壯起來。因為壯火會燒掉柔剛之氣，而柔剛之氣會吸收少火，所以說壯火散氣，少火生氣。話雖如此，壯火少火乃修練氣功的必備功法，此十六字箴言為修練氣功成敗的關鍵實務心法，習者務必融會貫通才行。

「氣味辛甘發散為陽，酸苦涌泄為陰。陰勝則陽病，陽勝則陰病。陽勝則熱，陰勝則寒。重寒則熱，重熱則寒。寒傷形，熱傷氣。氣傷痛，形傷腫。故先痛而後腫者氣傷形也，先腫而後痛者形傷氣也。風勝則動，熱勝則腫。燥勝則乾，寒勝則浮，濕勝則濡瀉。」

因為清陽出上竅，濁陰出下竅；清陽發腠理，濁陰走五臟；清陽實四肢，濁陰歸六腑；所以辛甘發散用於陽剛，酸苦涌泄用於陰柔。柔剛生病必對應出現，陰柔勝則陽剛病，陽剛勝則陰柔病。陽剛勝則熱，陰柔勝則寒。重寒至極不止則熱，重熱至極不止則寒。所以單以寒熱診斷區別柔剛之病必須小心。由寒的證狀知道病在柔，由熱的證狀知道病在剛，剛病則痛，柔病則腫。如果先痛而後腫就是剛傷柔，即陽剛勝則陰柔病；如果先腫而後痛就是柔傷剛，即陰柔勝則陽剛病。柔剛的病比較特別，必須與陰陽五邪區分，即風勝則動而眩暈，熱勝則紅腫發炎，燥勝則水乾不足，寒勝則水留浮腫，濕勝則濕滯而瀉。

「天有四時五行以生長收藏，以生寒暑燥濕風。人有五臟化五氣，以生喜怒悲憂恐。故喜怒傷氣，寒暑傷形。暴怒傷陰，暴喜傷陽。厥氣上行，滿脈去形。喜怒不節，寒暑過度，生乃不固。故重陰必陽，重陽必陰。故曰：冬傷於寒，春必溫病，春傷於風，夏生飧泄，夏傷於暑，秋必痎瘧；秋傷於濕，冬生咳嗽。」

天有四時五行運行，春生夏長秋收冬藏，產生寒暑燥濕風五邪。人有五臟化五氣，以生喜怒悲憂恐，喜怒傷柔剛氣，寒暑傷陰陽形體。暴怒傷陰柔，暴喜傷陽剛。逆氣上行，血脈滿脹失態昏迷。如果喜怒不節制，又不避寒暑，生命就會不保。所以必須遵從大自然陰陽柔剛之道，因為陰柔到極限時要轉變成陽剛，陽剛到極限時要轉變成陰柔。而且違反四時規律，就會冬傷於寒，春必溫病，春傷於風，夏生飧泄，夏傷於暑，秋必痎瘧；秋傷於濕，冬生咳嗽了。

「帝曰：余聞上古聖人，論理人形，列別臟腑，端絡經脈，會通六合，各從其經，氣穴所發，各有處名，谿谷屬骨，皆有所起。分部逆從，各有條理。四時陰陽，盡有經紀。外內之應，皆有表裏，其信然乎？」

上古聖人提出人形理論，指出臟腑經脈的形狀和相關位置，以六合的協調作用說明經脈的走向，決定氣穴的穴名，循著骨節谿谷凹處，明示取穴手法。分辨逆從，各有條理。四時陰陽，盡有經紀。外內之應，皆有表裏。這些都是可信的嗎？

「岐伯對曰：東方生風，風生木，木生酸，酸生肝，肝生筋，筋生心，肝主目。其在天為玄，在人為道，在地為化。化生五味，道生智，玄生神，神在天為風，在地為木，在體為筋，在臟為肝。在色為蒼，在音為角，在聲為呼，在變動為握，在竅為目，在味為酸，在志為怒。怒傷肝，悲勝怒，風傷筋，燥勝風，酸傷筋，辛勝酸。」

此節為陰陽應象之五行歸納法的感應理論。東方生風，風生木，南方生熱，熱生火，中央生濕，濕生土，西方生燥，燥生金，北方生寒，寒生水；前曾論及方位環境對人身靈魂的影響，東南西北方產生了一種不同的無形的五行感應力，即東方木，西方金，南方火，北方水，中央土等五種感應力，此處更明言這五種感應力為風熱濕燥寒的形式；為陰陽領域的感應作用，與自然界物理化學反應不同。而風生木，並非風可以長出木，酸生肝，並非酸可以長出肝，此乃卦爻天人地的作用；即在天為玄的作用，在人為道的作用，在地為化的作用；玄生神，神在天為風；化生五味，五味在地為木，在味為酸；道生智，智在人體為筋，在臟為肝，在色為蒼，在音為角，在聲為呼，在變動為握，在竅為目，在志為怒；以上是五行感應力經由卦爻所產生的變化。而怒傷肝，悲勝怒，風傷筋，燥勝風，酸傷筋，辛勝酸，則為五行生剋的變化。以下相關論述同理可推。

「南方生熱，熱生火，火生苦，苦生心。心生血，血生脾。心主舌。其在天為熱，在地為火，在體為脈，在臟為心，在色為赤，在音為徵，在聲為笑，在變動為憂，在竅為舌，在味為苦，在志為喜。喜傷心，恐勝喜。熱傷氣，寒勝熱。苦傷氣，鹹勝苦。中央生濕，濕生土，土生甘，甘生脾，脾生肉，肉生肺脾主口。其在天為濕，在地為土，在體為肉，在臟為脾，在色為黃，在音為宮，在聲為歌，在變動為噦，在竅為口，在味為甘，在志為思。思傷脾，怒勝思，濕傷肉，風勝濕，甘傷肉，酸勝甘。西方生燥，燥生金，金生辛，辛生肺，肺生皮毛，皮毛在腎，肺主鼻。其在天為燥，在地為金，在體為皮毛，在臟為肺，在色為白，在音為商，在聲為哭，在變動為咳，在竅為鼻，在味為辛，在志為憂。憂傷肺，喜勝憂，熱傷皮毛，寒勝熱，辛傷皮毛，苦勝辛。

北方生寒，寒生水，水生鹹，鹹生腎，腎生骨髓，髓生肝，腎主耳。其在天為寒，在地為水，在體為骨，在臟為腎，在色為黑，在音為羽，在聲為呻，在變動為慄，在竅為耳，在味為鹹，在志為恐。恐傷腎，思勝恐，寒傷血，燥勝寒，鹹傷血，甘勝鹹。故曰：天地者，萬物之上下也；陰陽者，血氣之男女也；左右者，陰陽之道路也；水火者，陰陽之徵兆也；陰陽者，萬物之能始也。故曰：陰在內，陽之守也，陽在外，陰之使也。」

活在地球的萬物上有天下有地，而人身的天就是剛，地就是柔。陰陽像男女差別的對應一樣，卻是人身血氣的結構單位。左陰右陽，水陰火陽。陰陽是萬物能量的源頭，所以陰陽在內，有柔剛在守護著；柔剛在外，有陰陽在支撐著。

「帝曰：法陰陽奈何？岐伯曰：陽盛則身熱，腠理閉，喘麤為之俛仰，汗不出而熱，齒乾，以煩寃腹滿死，能冬不能夏。陰勝則身寒，汗出身長清，數慄而寒，寒則厥，厥則腹滿死，能夏不能冬。此陰陽更勝之變，病之形能也。」

法陰陽，法即約束，此指柔剛病之極限。剛太過則身熱，腠理閉，喘息粗急以致俯仰不得臥，汗不出而熱，齒乾，以煩鬱腹滿死，由於剛性陽熱，故過得了寒冬卻過不了炎夏。柔太過則身寒，汗出身冷，戰慄而寒，寒則厥昏，腹滿則死，由於柔性陰寒，故過得了夏天卻過不了冬天。這些都是柔剛太過的證狀變化，及人身受病的承受能力。

「帝曰：調此二者，奈何？岐伯曰：能知七損八益，則二者可調，不知用此，則早衰之節也。年四十而陰氣自半也，起居衰矣。年五十體重，耳目不聰明矣。年六十，陰痿，氣大衰，九竅不利，下虛上實，涕泣俱出矣。故曰：知之則強，不知則老，故同出而名異耳。智者察同，愚者察異，愚者不足，智者有餘，有餘而耳目聰明，身體強健，老者復壯，壯者益治。是以聖人為無為之事，樂恬憺之能，從欲快志于虛無之守，故壽命無窮，與天地終，此聖人之治身也。」

前述柔剛太過之病該如何調理？七損八益即指「男子不過盡八八，女子不過盡七七」早衰之節。即調理任督二脈恢復天癸機制，唯有修練氣功一途。行之則強，不行則老。強則耳目聰明，身體強健，老者復壯，壯者益治而安。不知用此，則早衰之節也，知之則強，不知則老，故修練氣功氣聚任督二脈，氣同出於任督二脈而名異也，智者意念集中統一，愚者意念分歧差異，所以愚者氣功不足，智者氣功充實。所以聖人做順應自然無為之事，安樂於恬憺淡泊之心志，從欲快志于修練氣功，達到虛無之境界，故壽命無窮，與天地終，這就是聖人的治身方法。

「天不足西北，故西北方陰也，而人右耳目不如左明也。地不滿東南，故東南方陽也，而人左手足不如右強也。帝曰：何以然？岐伯曰：東方陽也，陽者其精并於上，并於上則上明而下虛，故使耳目聰明而手足不便。西方陰也，陰者其精并於下，并於下則下盛而上虛，故其耳目不聰明而手足便也。故俱感於邪，其在上則右甚，在下則左甚，此天地陰陽所不能全也，故邪居之。」

本節提出「東南方陽，西北方陰」的理論，進而確定八卦方位的陰陽屬性。由於天剛之氣在西北方不足，造成陰柔偏盛的情形，故西北方陰也。而地柔之氣在東南方不足，造成陽剛偏盛的情形，故東南方陽也。所以陽卦乾兌離震在東南方，陰卦坤艮坎巽在西北方。這是對先天八卦來說的。如果以任督二脈為基線將人體分成左右兩區，腦系統柔剛之氣一分為二，與身體神經肌肉的聯絡為左腦傳右半身，右腦傳左半身。而「人右耳目不如左明」即右耳目病也，由於左腦的陰柔偏盛才會造成右耳目生病；又因陰柔過盛而并聚於下，造成下盛而上虛，使右側耳目不協調，口眼歪斜而手足卻正常。「人左手足不如右強」即左手足病也，由於右腦的陽剛偏盛才會造成左手足生病；又因陽剛過盛而并聚於上，造成上明而下虛，使左側手足不便但耳目卻正常聰明。總之，柔剛都會感於邪而生病的，這是「在上則右病甚，在下則左病甚」的道理，即使天地柔剛陰陽左右為大自然的主宰也是不能周全的，故邪居而犯之了。

「故天有精，地有形，天有八紀，地有五里，故能為萬物之父母。清陽上天，濁陰歸地，是故天地之動靜，神明為之綱紀，故能以生長收藏，終而復始。惟賢人上配天以養頭，下象地以養足，中傍人事以養五臟。天氣通於肺，地氣通於嗌，風氣通於肝，雷氣通於心，穀氣通於脾，雨氣通於腎。六經為川，腸胃為海，九竅為水注之氣。以天地為之陰陽，陽之汗以天地之雨名之；陽之氣以天地之疾風名之。暴氣象雷，逆氣象陽。故治不法天之紀，不用地之理，則災害至矣。故邪風之至，疾如風雨。」

本節說明柔剛八卦與陰陽五行的分際。柔剛的天控制精之腦內分泌系統，陰陽的地控制形之五臟六腑新陳代謝，柔剛的天有八卦機轉，陰陽的地有五行機轉，故能為萬物之父母。清陽剛氣上行形成天氣，濁陰柔氣下行形成地氣，造成天氣與地氣的互動，而神明天氣主控人身一切活動，故能以生長收藏，四時循環終而復始。只有賢人運用八卦天人地三爻，上配天以養頭，下象地以養足，中傍人事以養五臟。天氣通於肺，地氣通於嗌，風氣通於肝，雷氣通於心，穀氣通於脾，雨氣通於腎，六經為川，加上腸胃為海，九竅為水注之氣，組成八卦與人身的對應；以天地為之陰陽，陽之汗以天地之雨名之；陽之氣以天地之疾風名之；暴氣象雷，逆氣象陽，這些都是人身八卦之象。故治病不遵守天之柔剛八卦原則，不運用地之陰陽五行理論，則災害至矣。故邪風之至，疾如風雨，使人暴亡。

「故善治者，治皮毛，其次治肌膚，其次治筋脈，其次治六腑，其次治五臟。治五臟者，半死半生也。故天之邪氣感，則害人五臟；水谷之寒熱感，則害於六腑；地之濕氣感，則害皮肉筋脈。故善用針者，從陰引陽，從陽引陰，以右治左，以左治右，以我知彼，以表知裏，以觀過與不及之理，見微得過，用之不殆。善診者，察色按脈，先別陰陽，審清濁而知部分；視喘息，聽音聲，而知所苦；觀權衡規矩，而知病所主；按尺寸，觀浮沈滑澀而知病所生以治。無過以診則不失矣。故曰：病之始起也，可刺而已；其盛，可待衰而已。故因其輕而揚之，因其重而減之，因其衰而彰之。形不足者，溫之以氣；精不足，補之以味。其高者，因而越之；其下者，引而竭之；中滿者瀉之於內。其有邪者，漬形以為汗；其在皮者，汗而發之；其慓悍者，按而收之，其實者散而瀉之。審其陰陽，以別柔剛。陽病治陰，陰病治陽。定其血氣，各守其鄉。血實宜決之，氣虛宜掣引之。」

善治病者從人體由外往內治，先治皮毛，其次治肌膚，其次治筋脈，其次治六腑，其次治五臟，治五臟者，半死半生只可救活一半的人。感染天之柔剛邪氣，則害人五臟；感染水穀之寒利熱燥，則害人六腑；感染地之濕氣，則害皮肉筋脈。善用針者，運用陰陽五行理論針刺穴道，從陰引陽，從陽引陰，以右治左，以左治右，以我身比較病人的病處，分辨表裏，太過與不及，必須發現細微部分找出病因，行之不倦，服務病患。善診者，察五色按寸口，先別陰陽，審清濁而知臟腑部位；視喘息呼吸，聽音聲，而知所苦；觀頭面權衡規矩輕重方圓比較臟腑五色變化，而知病所主；按尺寸三部，觀浮沈滑澀而知病所生，如此治病診查仔細則萬無一失了。故曰：病之始起就必須盡快治療，略為針刺就會好；如果等其嚴重時再治，痊癒的時間就會變長，只可等待慢慢消退了。故因其表輕而汗發之，因其裏重而下利之，因其虛衰而補強之。陰陽形不足者，溫之以四氣；柔剛精不足，補之以五味。病在上者，因而升散之；病在下者，引導疏通之；中滿者攻瀉之於內。其有邪者，蒸漬形體發汗；其在皮者，汗而發之；其慓悍猛急者，鎮痛而止之，其實者散而瀉之。審其陰陽，以別柔剛。陽病治陰，陰病治陽。定其血氣，各守其鄉；血實宜宣瀉之，氣虛宜升補掣引之。

◆陰陽離合篇第六

三陽即太陽、陽明、少陽，三陰即太陰、少陰、厥陰；三陰三陽合稱六經，為六合之結構體。六經與十二經脈不同，十二經脈有手足太陽、手足陽明、手足少陽、手足太陰、手足少陰、手足厥陰等十二條經脈，是線條狀的，詳見「靈樞經脈第十」；而六經是個區塊，分布在軀幹。原則上三陽應在背腰，為陰中之陽；三陰應在胸腹，為陰中之陰；然與事實有出入，請詳下文三陰三陽在軀幹前後離合分布的情形。而手足太陽通太陽水、手足陽明通陽明金、手足少陽通少陽相火、手足太陰通太陰土、手足少陰通少陰君火、手足厥陰通厥陰木。君火相火在五行中同屬火，君臣之別而已。六經機轉依六合作用進行而有合病併病的情形。

「黃帝問曰：余聞天為陽，地為陰，日為陽，月為陰；大小月三百六十日成一歲，人亦應之。今三陰三陽不應陰陽，其故何也？」

前文曾論及天地日月為柔剛之氣，今所言三陰三陽不屬於柔剛，乃因其為陰陽結構體，故有三陰三陽不應陰陽之說。

「岐伯對曰：陰陽者數之可十，推之可百，數之可千，推之可萬，萬之大不可勝數，然其要一也。天覆地載，萬物方生。未出地者，命曰陰處，名曰陰中之陰；則出地者，命曰陰中之陽。陽予之正，陰為之主。故生因春，長因夏，收因秋，藏因冬。失常則天地四塞。陰陽之變，其在人者，亦數之可數。」

雖然陰陽結構體中之陰陽數目是無法統計的，但是卻按照一定的規律結合，這個規律就是陰陽五行。而天覆地載剛柔互動，萬物正在產生的時候，未出地面者，命曰陰處，名曰陰中之陰；出地面者，命曰陰中之陽。柔剛決定了正名，陰陽安排了主位。故生因春，長因夏，收因秋，藏因冬。違反四時則天地四塞。所以六經的陰陽變化是數之可數的，因為其遵循四時的規律。

「帝曰：願聞三陰三陽之離合也。岐伯曰：聖人南面而立，前曰廣明，後曰太衝。太衝之地，名曰少陰，少陰之上，名曰太陽。太陽根起於至陰，結於命門，名曰陰中之陽。中身而上名曰廣明。廣明之下名曰太陰，太陰之前，名曰陽明。陽明根起於厲兌，名曰陰中之陽。厥陰之表，名曰少陽。少陽根起於竅陰，名曰陰中之少陽。是故三陽之離合也：太陽為開，陽明為闔，少陽為樞。三經者不得相失也，摶而勿浮，命曰一陽。帝曰：願聞三陰？岐伯曰：外者為陽，內者為陰；然則中為陰，其衝在下，名曰太陰，太陰根起於隱白，名曰陰中之陰。太陰之後，名曰少陰，少陰根起於涌泉，名曰陰中之少陰。少陰之前，名曰厥陰，厥陰根起於大敦，陰之絕陽，名曰陰之絕陰。是故三陰之離合也，太陰為開，厥陰為闔，少陰為樞。三經者不得相失也，摶而勿沉，名曰一陰。陰陽䡖䡖，積傳為一周，氣裏形表，而為相成也。」

三陰三陽在軀幹前後離合的分布，除了確認六經的存在之外，對靈魂結構的組合有更深一層的解析。本節經文中與六經分布位置有關者如下：「聖人南面而立，前曰廣明，後曰太衝。太衝之地，名曰少陰，少陰之上，名曰太陽。中身而上名曰廣明。廣明之下名曰太陰，太陰之前，名曰陽明，厥陰之表，名曰少陽，太陰之後，名曰少陰，少陰之前，名曰厥陰」，前廣明即胸腹，後太衝即背腰，而中身而上名曰廣明，即廣明居前胸腹中部，太衝之地，名曰少陰，所以太衝居後腰背中部是為少陰；少陰之上，名曰太陽，所以腰背上部是為太陽；廣明之下名曰太陰，所以胸腹下部是為太陰；則胸腹上部必為厥陰；

而太陰之前，名日陽明，厥陰之表，名日少陽，所以腰背下部是為陽明，則胸腹中部必為少陽。因此少陽為胸腹中部位居樞紐，少陰為背腰中部也位居樞紐，而太陽在上，陽明在下，故太陽為開，陽明為闔，少陽為樞。又太陰在下，厥陰在上，故太陰為開，厥陰為闔，少陰為樞；此即外上者為陽，內下者為陰之故。而太陽根起於至陰，陽明根起於厲兌，少陽根起於竅陰，太陰根起於隱白，少陰根起於涌泉，厥陰根起於大敦；此與經脈之起始無關，純粹是對六經之感應來說的。六經不得相失，摶而勿浮，摶而勿沉，故其脈在中而摶；此即「六節藏象論篇第九」所言：人迎一盛病在少陽、二盛病在太陽、三盛病在陽明、四盛以上為格陽。寸口一盛病在厥陰、二盛病在少陰、三盛病在太陰、四盛已上為關陰。即一陽為少陽病，二陽為太陽病，三陽為陽明病；一陰為厥陰病，二陰為少陰病，三陰為太陰病。四時陰陽雰重雰重交錯，積傳循環一周，營衛氣血表裏變化，而相成為六經之重病也。

◆陰陽別論篇第七

本篇探討六經之重病及生死。

「黃帝問曰：人有四經，十二從，何謂？岐伯對曰：四經，應四時；十二從，應十二月；十二月應十二脈。脈有陰陽，知陽者知陰，知陰者知陽。」

人有四經，十二從；四經，應四時；十二從，應十二月；十二月應十二脈。可見十二經脈與四時的關係是非常密切的，而十二經脈應四時就叫做四經，即春經、夏經、秋經、冬經，以四時之脈分辨四經受病，故曰十二從。十二經脈有陰有陽，六陽經為手太陽、手陽明、手少陽、足太陽、足陽明、足少陽；六陰經為手太陰、手厥陰、手少陰、足太陰、足厥陰、足少陰，故曰知陽者知陰，知陰者知陽，醫者當熟知十二經脈路徑走向及穴道位置。

「凡陽有五，五五二十五陽。所謂陰者，真臟也。見則為敗，敗必死也。所謂陽者，胃脘之陽也。別於陽者，知病處也，別於陰者，知死生之期。三陽在頭，三陰在手，所謂一也。別於陽者，知病忌時，別於陰者，知死生之期。謹熟陰陽，無與眾謀。所謂陰陽者，去者為陰，至者為陽，靜者為陰，動者為陽，遲者為陰，數者為陽。」

本節所謂陰陽者自當別於前文柔剛論述之陰陽，而有所謂陰者，所謂陽者。醫以指按病人尺寸，指之尺側切得脈動而至者為陰，指之寸測切得脈動而去者為陽，靜而無力者為陰，動而有力者為陽，脈動多呼一至而遲者為陰，脈動一呼多至而數者為陽，皆指脈象而言。另外一種說法，所謂陰者，五臟的真臟脈也，見則為五臟敗象，敗象現必死也；所謂陽者，脈中胃脘之陽，四時之脈也。凡四時陽脈有五，即春、夏、秋、冬、季夏五脈相乘於五臟得二十五陽脈。別於四時陽脈者，能知病忌時，別於真臟陰脈者，能知死生之期。所以謹熟陰陽，就無須與眾人請教了。

「凡持真脈之藏脈者，肝至懸絕急，十八日死；心至懸絕，九日死；肺至懸絕，十二日死；腎至懸絕，七日死；脾至懸絕，四日死。」

別於五臟真臟陰脈者，能知死生之期，即肝至懸絕急，十八日死；心至懸絕，九日死；肺至懸絕，十二日死；腎至懸絕，七日死；脾至懸絕，四日死。病到最終傳至五臟，如果在五臟脈位診得懸絕，往來斷斷續續若游絲者必死而不可治，死期可推也。或曰：肝至懸絕急因脾盛侮之，脾數十肝數八故得十八日死。心至懸絕因小腸乘之，小腸數七心數二故得九日死。肺至懸絕因肝侮之，肝數八肺數四故得十二日死。腎至懸絕因膀胱乘之，膀胱數一腎數六故得七日死。脾至懸絕因肺盛乘之，肺數四脾數零故得四日死。依此可推知其他生剋死期。

「曰：二陽之病發心脾，有不得隱曲，女子不月；其傳為風消，其傳為息賁者，死不治。」

二陽太陽發病會造成心脾血流不順，所以腸道有不得隱曲無法蠕動的情形，女子會月事不來；其久病傳為肌肉風消枯瘦，或久病傳為肺積息賁腫瘤癌症者，皆死不治。

「曰：三陽為病，發寒熱，下為癰腫，及為痿厥，腨痟；其傳為索澤，其傳為頹疝。」

三陽陽明發病會產生寒熱感染證，下身病發癰腫，有的足痿無力，冷厥而痛，或者發生腨痟足肚酸痛的坐骨神經痛；有時併發索澤皮膚病，有時併發頹疝睪丸痛。

「曰：一陽發病，少氣，善咳，善泄；其傳為心掣，其傳為隔。」

一陽少陽發病為少氣而喘，善咳嗽，善泄痢；其久病傳為心掣絞痛的心臟病，或其久病傳為食入還出的隔病，如食道癌，胃癌。

「二陽一陰發病，主驚駭、背痛、善噫、善欠，名曰風厥。」

二陽太陽一陰厥陰合併發病，主驚駭、背痛、善噫嘆、善呵欠，名曰風厥。

「二陰一陽發病，善脹、心滿善氣。」

二陰少陰一陽少陽合併發病，善脹水腫、心滿悶善怒氣。

「三陰三陽發病，為偏枯萎易，四肢不舉。」

三陰太陰三陽陽明合併發病，為中風偏枯萎弱變易迅速，四肢不舉。

「鼓一陽曰鉤，鼓一陰曰毛，鼓陽勝急曰弦，鼓陽至而絕曰石，陰陽相過曰溜。」

鉤，毛，弦，石為四時脈象，詳「平人氣象論篇第十八」；而人迎一盛病在少陽，一陽也；寸口一盛病在厥陰，一陰也。一陽一陰之屬皆為重病絕症，鼓一陽曰鉤，鼓一陰曰毛，鼓陽勝急曰弦，鼓陽至而絕曰石，陰陽相過曰溜，以四時脈象診斷一陽一陰重病絕症比較人迎寸口有異曲同工之妙。鉤，毛，弦，石脈象若鼓至而絕勝急以診斷六經之重病絕症。

「陰爭於內，陽擾於外，魄汗未藏，四逆而起，起則熏肺，使人喘鳴。陰之所生，和本曰和。是故剛與剛，陽氣破散，陰氣乃消亡。淖則剛柔不和，經氣乃絕。」

陰柔病爭於內，陽剛病擾於外，魂魄陰汗未藏流不止，手足四肢寒逆而起無法臥，坐起則熱氣熏肺，使人喘鳴。陰柔氣要生生不息，必須調和本元剛柔，這就是和。是故剛與剛，硬碰硬，陽氣破散，陰氣乃消亡。汗如泥淖般流不止就是柔剛不和的病變，久了經脈的陰陽氣就會斷絕。

「死陰之屬，不過三日而死，生陽之屬，不過四日而死。所謂生陽死陰者，肝之心謂之生陽，心之肺謂之死陰，肺之腎謂之重陰，腎之脾謂之辟陰，死不治。」

屬於死陰的病，如果不醫治，不超過三日就會死亡；屬於生陽的病，如果不醫治，不超過四日就會死亡。所謂生陽死陰，肝病傳至心為五行相剋叫做死陰；如果肝病傳至心，再傳至脾，再傳至肺，再傳至腎，如此肺之腎的五行相生就叫做重陰；如果心病傳至肺，再傳至肝，再傳至脾，再傳至腎，如此腎之脾的五行相剋就叫做辟陰，皆死不治。

「結陽者，腫四支。結陰者，便血一升，再結二升，三結三升。陰陽結斜，多陰少陽曰石水，少腹腫。二陽結，謂之消。三陽結，謂之隔。三陰結，謂之水。一陰一陽結，謂之喉痺。」

何謂結？「難經第十八難：診在右脅有積氣，得肺脈結，脈結甚則積甚，結微則氣微。診不得肺脈，而右脅有積氣者何也？然。肺脈雖不見，右手脈當沉伏。其外痼疾同法耶？將異也？然。結者，脈來去時一止無常數，名曰結也。伏者，脈行筋下也。浮者，脈在肉上行也。左右表裏，法皆如此。假令脈結伏者，內無積聚，脈浮結者，外無痼疾；有積聚，脈不結伏，有痼疾脈不浮結，為脈不應病，病不應脈，是為死病也。」結陽即陽脈浮結，故腫四支。結陰即陰脈結伏，故痔瘡便血一升，陰脈再結便血二升，陰脈三結便血三升。結者，脈來去時一止無常數，止，阻止；結，繩結；脈來時突然出現像繩結樣的阻擋脈象，也可再結三結出現。陰陽結斜，結伏與浮結同時出現，結陰多結陽少曰石水膀胱癌，少腹腫大。二陽太陽脈位出現結脈，謂之消渴糖尿病。三陽陽明脈位出現結脈，謂之隔症食道癌。三陰太陰脈位出現結脈，謂之水腫尿毒症。一陰一陽厥陰少陽脈位出現結脈，謂之喉痺癌症。結脈出現皆為積聚痼疾重症，皆難治。

「陰搏陽別，謂之有子。陰陽虛，腸澼死。陽加於陰，謂之汗。陰虛陽搏，謂之崩。」

本節論述寸口陰陽脈法，必須熟讀內經脈法相關經文融會貫通才行。女人搏脈出現為有孕喜脈，搏盛之脈在陰位為女，在陽位為男，故陰搏陽別，謂之有子。而陰位虛，陽位搏，或陽位虛，陰位搏，皆謂之崩，流產胎兒不保。陰陽部位皆得虛脈，如果腸澼瀉痢出血不止就會死亡。陽脈出現於陰位，身必盜汗。

「三陰俱搏，二十日夜半死；二陰俱搏，十三日夕時死；一陰俱搏，十日死；三陽搏且鼓，三日死；三陰三陽俱搏，心腹滿，發盡不得隱曲，五日死；二陽俱搏，其病溫，死不治，不過十日死。」

俱搏指脈象除了一盛二盛三盛之外兼具出現搏結的情形。而手足太陽通太陽水、手足陽明通陽明金、手足少陽通少陽相火、手足太陰通太陰土、手足少陰通少陰君火、手足厥陰通厥陰木。三陰太陰俱搏，足太陰土剋水，水剋火，火剋金，金剋木，木剋足太陰土，以木數八，火數二，金數四，水數六，故三陰太陰俱搏二十日夜半死，即前文所言辟陰之屬；二陰少陰俱搏，金生水，木生火，以木數八，金數四，故二陰少陰俱搏十二日夕時死，即前文所言重陰之屬，十三日疑誤植；一陰厥陰俱搏，金剋木，水剋火，以金數四，水數六，故一陰厥陰俱搏十日死，即前文所言重陰之屬；三陽陽明搏且鼓，足陽明土剋傳盡，木剋手陽明金，以木數三，故三陽陽明搏且鼓三日死，即前文所言死陰之屬；三陰三陽太陰陽明俱搏，心腹滿，病發剋盡，腸胃不得隱曲蠕動，食不下，以胃氣土數五，故三陰三陽太陰陽明俱搏五日死，即前文所言死陰之屬；二陽太陽俱搏，其病溫，手太陽火剋傳足太陽水，又木生水，以火數七，木數三，故生陽死陰皆死不治，不過十日死。以上十二經脈的病傳死症以六經脈象呈現；以現代醫學觀點，一個尿毒病患得腎之死脈必死，然而靠洗腎維生，這是現代科技醫學的勝利；另有換肝、換心、換腎……等移植手術，起死回生。而黃帝內經醫學博大精深，如何將五臟死症回生，還有很大的發展空間，必須發揚光大之。

◆靈蘭秘典論篇第八

本論名為靈蘭，實與靈魂有關。靈魂就像一個政府機構設有君主之官，相傅之官，將軍之官，中正之官，臣使之官，食廪之官，傳道之官，受盛之官，作強之官，決瀆之官，州都之官來管理天下，這個天下就是人體。十二官是靈魂的本體，包括心官、肺官、肝官、膽官、膻中官、脾胃官、大腸官、小腸官、腎官、三焦官、膀胱官等，而其作用機轉卻與實質人體的五臟六腑生理作用明顯不同，尤其是膻中官和三焦官在現代醫學更引起很多爭議，甚至認為很不科學，其實只要了解人體靈魂的特殊結構，所有的爭議都可以引刃而解了。

「黃帝問曰：願聞十二臟之相使，貴賤何如？岐伯對曰：悉乎哉問也。請遂言之！

心者，君主之官也，神明出焉。

肺者，相傅之官，治節出焉。

肝者，將軍之官，謀慮出焉。

膽者，中正之官，決斷出焉。

膻中者，臣使之官，喜樂出焉。

脾胃者，食廪之官，五味出焉。

大腸者，傳道之官，變化出焉。
小腸者，受盛之官，化物出焉。
腎者，作強之官，伎巧出焉。
三焦者，決瀆之官，水道出焉。
膀胱者，州都之官，津液藏焉，氣化則能出矣。」

心官是君主之官，主神明精神，為靈魂動力的發電機。肺官是相傳之官，主治節管理協調各器官組織。肝官是將軍之官，主謀慮籌畫統一新陳代謝。膽官是中正之官，主決斷執行生理功能。膻中官是臣使之官，主喜樂慾望。脾胃官是食廩之官，主五味飲食。大腸官是傳道之官，主變化循環。小腸官是受盛之官，主化物吸收。腎官是作強之官，主伎巧強壯合成蛋白醣類。三焦官是決瀆之官，主水道運行代謝氧化。膀胱官是州都之官，主生成津液，氣化刺激則能分泌物。氣化是陰陽氣化生的作用。十二官是靈魂發動陰陽指令的控制中心。十二官在靈魂的結構位置和圖形，以現代科技尚無法證實，可能必須以高深氣功才能一探究竟。

「凡此十二官者，不得相失也。故主明則下安，以此養生則壽，歿世不殆，以為天下則大昌。主不明則十二官危，使道閉塞而不通，形乃大傷，以此養生則殃，以為天下者，其宗大危，戒之戒之。至道在微，變化無窮，孰知其原。窘乎哉，消者瞿瞿，孰知其要。閔閔之當，孰者為良。恍惚之數，生於毫釐，毫釐之數，起於度量，千之萬之，可以益大，推之大之，其形乃制。黃帝曰：善哉，余聞精光之道，大聖之業，而宣明大道，非齋戒擇吉日不敢受也。黃帝乃擇吉日良兆，而藏靈蘭之室，以傳保焉。」

主，指靈魂。十二官指人身十二臟，不得相失，必須互相協調。靈魂意識清明，人身十二臟就會安定，用此原則養生就會長壽，一輩子也不改變，這樣身體就會健康。如果靈魂意識不清明，人身十二臟就會病危，互相聯絡的管道閉塞而不通，人身形體乃大傷，以此養生則禍殃立至，如以為天下保身，其宗十二官必大危，戒之戒之。至道真理的微細的部分，變化無窮，必須窘乎哉，追根究底探索，孰知其原，知道來源是什麼？必須要消者瞿瞿，觀察消滅於無形的狀態，孰知其要，發現要點是什麼？必須要閔閔之當，鍥而不捨鼓勵自己找出適當的，孰者為良，正確的是什麼？。恍恍惚惚沒法看到之無數個單位，生於一毫一釐，而一毫一釐之單位，都是可以度量的，千倍之萬倍之，可以增益變大，推組之加大之，就築構成人身的形狀。靈魂精光之理論，是大聖之偉大德業，而傳承宣明大道，非齋戒擇吉日不敢受教。黃帝乃擇吉日良兆，而藏靈蘭之室，以傳承保護。

◆六節藏象論篇第九

本論闡述黃帝內經醫學理論的最基本部分，也是黃帝內經氣功的基本觀念，認為時間天度六十甲子控制人身氣數的變化。為什麼會有十天干？十天干如何產生？為什麼會有十二地支？十二地支如何產生？這個問題就像為什麼會有五行？為什麼會有八卦？為什麼會有十個數一樣。地球特殊的結構形成南北極磁場及地軸傾斜加上地心引力，是一個包著大氣層的星球，大氣層內外就是天，地表內外就是地，天空充滿空氣和水氣，所有生物生活在其中。地球自轉產生了日出日落，人類在地球上觀察星象發明計算日子的方法；從月圓月缺的規律訂出一個月為三十天，因為四時春夏秋冬的循環人類計算出三百六十五天為十二個月為一年。為何地球繞太陽一周剛好是月亮繞地球十二周？黃帝內經從陰陽的角度分析，認為天地之變由於五運和六氣的交互作用，這是非常重要的理論，指出五運和六氣皆由五行所產生，請參閱「素問：天元紀大論篇第六十六」，而五行作用力的產生前文已討論過。天生五運有陰陽合為十，此即十天干之由來；而地生六氣亦有陰陽合為十二，此即十二地支之由來。五六相合產生六十甲子循環，因此時日月年皆以六十甲子輪轉，這就是五運六氣的天地之變，不單單是紀錄日子，而有更深一層的意義。從地球觀測，第一個甲子年月日時發生在九星連珠時。所以說天有十日，日六竟而周甲，甲六覆而終歲，三百六十日法也。因此五行為一個單位推演出，五日為一候，三候十五日為一個節氣，六個節氣為一個季節，四時二十四節氣為一歲了。而天度六十甲子輪轉理論通用於南北半球四時二十四節氣變化之對應，因天之序的準則是不變的。至於中西不同而有陽曆陰曆之分及平潤月之異，就另當別論了。二十四節氣為立春、雨水、驚蟄、春分、清明、穀雨。立夏、小滿、芒種、夏至、小暑、大暑。立秋、處暑、白露、秋分、寒露、霜降。立冬、小雪、大雪、冬至、小寒、大寒。

「黃帝問曰：余聞天以六六之節，以成一歲，人以九九制會，計人亦有三百六十五節，以為天地，久矣。不知其所謂也？」

「素問：六微旨大論篇第六十八」指出天道六六之節，乃因天之序，盛衰之時，六十甲子輪迴一年，而「靈樞：九宮八風第七十七」論言人以九宮制會對應，太一輪迴一年三百六十五氣，天地相召感應永久不變，為什麼會這樣？

「岐伯對曰：昭乎哉問也，請遂言之！夫六六之節，九九制會者，所以正天之度，氣之數也。天度者，所以制日月之行也，氣數者，所以紀化生之用也。天為陽，地為陰；日為陽，月為陰；行有分紀，周有道理。日行一度，月行十三度而有奇焉。故大小月三百六十五日而成歲，積氣餘而盈閏矣。立端於始，表正於中，推餘於終，而天度畢矣。」

六六之節是建立天之度，九九制會是建立氣之數。天度是制訂日月時間的進行，氣數是生命律動八卦轉化時要用的。天為陽，地為陰；日為陽，月為陰；所以時間進行按照陰陽分紀，遵循六十甲子輪迴的規律。從渾天儀觀測太陽行一度的漏水刻度時間，月亮必須運行十三度多。故有大小月，合計三百六十五日而成一歲，積氣有餘而盈滿多出的時間就成為閏月了。所以從渾天儀觀測，首先要對準立端點，矯正中線度數，最後推出結果，天度就可得知了。

「帝曰：余已聞天度矣。願聞氣數，何以合之？

岐伯曰：天以六六為節，地以九九制會，天有十日，日六竟而周甲，甲六覆而終歲，三百六十日法也。夫自古通天者，生之本，本於陰陽。其氣九州九竅，皆通乎天氣。

故其生五，其氣三。三而成天，三而成地，三而成人，三而三之，合則為九。九分為九野，九野為九臟；故形臟四，神臟五，合為九臟以應之也。」

氣數如何配合天度？氣數始於河圖洛書，河圖明示陰陽五行之數：東方木為陽三陰八，南方火為陽七陰二，中央土為陽五陰十，西方金為陽九陰四，北方水為陽一陰六；洛書明示柔剛八卦之數：後天八卦為乾六兌七坤二離九巽四震三艮八坎一，而先天八卦為乾九兌七離三震一坤六艮八坎二巽四。術數就是研究氣數變化的應用，而「素問：六元正紀大論」提到定期之紀，勝復正化，皆有常數；這就是氣數合於天度的現象，天度就是六十甲子。天以六六為節，地以九九制會，天干有十日，十天干循環六次，日六竟而周甲就形成一個甲子，六十甲子再循環六次，甲六覆而終歲就一年了，這就是六六為節，三百六十日的法則。後文提到五日謂之候，三候謂之氣，六氣謂之時，四時謂之歲，說明六十甲子與四時二十四節氣的關係，其在術數的運用上是很重要的。從四時十二從的觀點推知，二十四節氣中立春、春分、立夏、夏至、立秋、秋分、立冬、冬至各占四十五日，以立春、雨水、驚蟄三節氣來說，每節有十五日，除了各得十二日外，其餘三日則三而三之，合則為九，合春分九日成十八日屬於四季中央土，這就是地以九九制會，三百六十日的法則了。所以自古以來通曉天道的人，都知道生命的本源，必須遵守陰陽法則。陰陽氣散布九竅充滿人身有如九州大地，皆與柔剛天氣相通。所以氣數由陰陽五行生起，化為八卦三爻氣。三而成天氣，三而成地氣，三而成人氣，三而三之，合則為九氣。九氣分屬九個部分，這九個部分就是人身九臟；所以柔剛形臟有四個，即腦髓、心脈、膽消化腺、女子胞生殖器；陰陽神臟有五個，即肝心脾肺腎；合為九臟作為人身的對應了。

「帝曰：余已聞六六九九之會也，夫子言積氣盈閏，願聞何謂氣？請夫子發蒙解惑焉。

岐伯曰：此上帝所祕，先師傳之也。帝曰：請遂聞之。岐伯曰：五日謂之候，三候謂之氣，六氣謂之時，四時謂之歲，而各從其主治焉。五運相襲而皆治之，終期之日，周而復始，時立氣佈，如環無端，候亦同法。故曰不知年之所加，氣之盛衰，虛實之所起，不可以為工矣。」

氣的理論乃上帝祕藏不公開的，而經文所述都是先師所傳授，指出氣必須與時間共存，即五日謂之候，三候謂之氣，六氣謂之時，四時謂之歲，而將邪氣分為四時邪氣、五運、六氣、八卦邪氣等四大類，而各從其主治相關的疾病。所以五運等邪氣皆隨著時間六十甲子變動而產生疾病，終期六十天，周而復始，每個時間點都有相對的氣感應，因此時立氣佈，如環無端，診斷病情也是依循這個方法。所以說不知道流年的運行、氣的盛或衰、虛實如何引起，是無法診病的。所謂六六九九之會，就是六十甲子氣的運行，請詳經文。

「帝曰：五運之始，如環無端，其太過不及如何？岐伯曰：五氣更立，各有所勝，盛虛之變，此其常也。」

太過不及是病因，虛實是病證。太過能造成實證，也能造成虛證；不足能造成虛證，也能造成實證。此處太過不及是對五運而言，五運運行時有太過和不及兩個狀態。天地運行生存之道依賴太過和不及兩種動力，因為要達到平衡而造成天地運行生生不息，所以太過和不及兩種動力是天和地的太極自然現象，卻也影響五運的五行生剋，太過和不及的結果因為無法達成正常運行狀態而轉為種種病因。所以說五氣更立，各有所勝，盛虛之變，此其常也，這是正常的現象了。

「帝曰：平氣何如？岐伯曰，無過者也。帝曰：太過不及奈何？岐伯曰：在經有也。」

相關論述可參考「素問：五常政大論篇第七十」，無過指沒有太過或不足，平氣也能產生正經自病的疾病。當太過和不及兩種動力達成平衡產生平氣，運行動力靜止，這是平氣致病的原因。所以運行的狀態或太過或不及或靜止都會造成疾病。

「帝曰：何謂所勝？岐伯曰：春勝長夏，長夏勝冬，冬勝夏，夏勝秋，秋勝春，所謂得五行時之勝，各以氣命其臟。」

五行時是指六十甲子，而六十甲子和五臟之間的關係必須與氣數統一，也就是河圖洛書所載明的，為術數理論的基礎。各以氣數命與五臟，得五行時之勝，按照春勝長夏，長夏勝冬，冬勝夏，夏勝秋，秋勝春的原則推斷。

「帝曰：何以知其勝？岐伯曰：求其至也，皆歸始春，未至而至，此謂太過，則薄所不勝，而乘所勝也，命曰氣淫。至而不至，此謂不及，則所勝妄行，而所生受病，所不勝薄之也，命曰氣迫。所謂求其至者，氣至之時也。謹候其時，氣可與期，失時反候，五治不分，邪僻內生，工不能禁也。

帝曰：有不襲乎？岐伯曰：蒼天之氣，不得無常也。氣之不襲是謂非常，非常則變矣。帝曰：非常而變奈何？岐伯曰：變至則病，所勝則微，所不勝則甚。因而重感於邪則死矣，故非其時則微，當其時則甚也。」

上節所言四時之勝必須以氣功診斷氣至之時，然後加以判斷太過或不足，所以謹候其時日，氣數可預期而推斷出來，如果失察時日反對候氣，五行治法不分清楚，如果邪氣怪僻的病發生，醫工就不能禁治了。要如何知其五行之勝？必須求其五運六氣之至，因為五運六氣按照六十甲子，每年皆歸始於立春循環運行，如果氣行太盛，就會出現運氣先行，還沒到的卻先到，未至而至的情形，這就是太過，就會按照五行生剋原理薄逼所不勝，而順乘所勝了，命曰氣淫。如果氣行微弱，就會出現運氣慢行，該到的卻沒到，至而不至的情形，這就是不及，就會按照五行生剋原理，所勝失去管束就會妄行，而所生受病，所不勝薄逼自己了，命曰氣迫。五運六氣有不襲循六十甲子的嗎？蒼天靈魂之五運六氣，不得沒有常規。五運六氣之不襲循六十甲子是謂非常，不正常則變動。變異至則病，如果病在所勝則輕微，病在所不勝則嚴重。因而重感於外邪而不治療就會死亡，故非其時，不勝不剋則輕微，當其勝剋之時，則嚴重。

「帝曰：善。余聞氣合而有形，因變以正名。天地之運，陰陽之化，其於萬物孰少孰多，可得聞乎？

岐伯曰：悉哉問也，天至廣，不可度，地至大，不可量。大神靈問，請陳其方。草生五色，五色之變，不可勝視，草生五味，五味之美，不可勝極，嗜欲不同，各有所通。天食人以五氣，地食人以五味。五氣入鼻，藏於心肺，上使五色修明，音聲能彰；五味入口，藏於腸胃，味有所藏，以養五氣，氣和而生，津液相成，神乃自生。」

此處尊稱偉大的神靈，與經文首章「成而登天」互相呼應。而「陰陽離合篇第六」云：「天覆地載，萬物方生。未出地者，命曰陰處，名曰陰中之陰；則出地者，命曰陰中之陽。陽予之正，陰為之主。」所以氣合而有形，因變以正名。天地之運，陰陽之化，其於萬物孰少孰多，就是指此萬物天地之運行，陰陽之變化，有多有少而言。「天元紀大論篇第六十六」：

「在天為氣，在地成形，形氣相感而化生萬物矣。然天地者，萬物之上下也，氣有多少，形有盛衰，上下相召，而損益彰矣。」又天至廣，不可度，地至大，不可量，萬物必須以五色五味五行理論統一，雖然草生五色，五色之變，美不勝收，不可勝視；草生五味，五味之美，不可勝極，美味無窮；所以嗜欲雖不同，依循五行理論卻各有所通。「天食人以五氣，地食人以五味」說明八卦天人地三爻的五行關係，人爻分別提供天爻五氣以及地爻五味，此與太極圖形之柔剛氣味精化者不同。而八卦天人地三爻與人的關係特別密切，天爻五氣入鼻，藏於心肺，上使雙目分辨五色修明，雙耳分辨音聲能彰；地爻五味入口，藏於腸胃，味有所藏，以養五行之氣，天人地三氣調和而生，津液相成，精神就自然生生不息。

「帝曰：臟象何如？岐伯曰：心者生之本，神之變也；其華在面，其充在血脈，為陽中之太陽，通於夏氣。肺者，氣之本，魄之處也；其華在毛，其充在皮，為陽中之太陰，通於秋氣。腎者主蟄，封藏之本，精之處也；其華在髮，其充在骨，為陰中之少陰。通於冬氣。肝者，罷極之本，魂之居也；其華在爪，其充在筋，以生血氣，其味酸，其色蒼，此為陽中之少陽。通於春氣。脾、胃、大腸、小腸、三焦、膀胱者、食廩之本，營之居也，名曰器，能化糟粕，轉味而入出者也，其華在唇四白，其充在肌，其味甘，其色黃，此至陰之類，通於土氣。」

臟象指五臟六腑在靈魂八卦生命現象中的地位。前文曾論及四象病變「逆春氣則少陽不生，肝氣內變。逆夏氣則太陽不長，心氣內洞。逆秋氣則太陰不收，肺氣焦滿。逆冬氣則少陰不藏，腎氣獨沉。」本節更進一步說明：心官者生命之本，靈魂神明動力之化身也；其華榮在面部，其氣充在血脈，通於夏氣，為陽中之太陽。肺官者，原氣之本，靈魂魄之居處也；其華榮在毛，其氣充在皮，通於秋氣，為陽中之太陰。腎官者主蟄（組合）、封（建立）、藏（儲存），組織合成之本，靈魂精之居處也；其華榮在髮，其氣充在骨，通於冬氣，為陰中之少陰。肝官者，罷（異化）、極（同化），新陳代謝之本，靈魂魂之居所也；其華榮在爪，其氣充在筋，以生血氣，其味酸，其色蒼，通於春氣，此為陽中之少陽。從十二經脈觀點可知心乃手少陰，肝乃足厥陰，今本文論言心乃陽中之太陽，肝乃陽中之少陽，肺乃陽中之太陰，腎乃陰中之少陰，何也？四象之太陽、少陰、太陰、少陽中皆有陰陽，以其歸屬有別才有陽中之太陽，陽中之少陽，陽中之太陰，陰中之少陰的差異。而脾、胃、大腸、小腸、三焦、膀胱者、消化食物進出倉廩之本，營養廢物之居留地也，名曰器，能消化糟粕穀類，轉味分解而吸收排泄入出者也，其華榮在唇四周白肉，其氣充在肌肉，其味甘，其色黃，此至陰之類，通於土氣。

「凡十一臟，取決於膽也。」

以人體實質而言，在五臟六腑中膽與呼吸血液循環一點關係都沒有，除了貯藏膽汁幫助消化之外，跟臟腑的關係幾乎很少，甚至摘除膽也無大礙不會影響到生命。所以十一臟取決於膽，是指靈魂十二官而言。因為膽者，中正之官，決斷出焉，決斷人體生理功能，有如電腦的CPU。本節用意在提醒習者注意五臟六腑的靈魂十二官之涵義。

「故人迎一盛病在少陽、二盛病在太陽、三盛病在陽明、四盛以上為格陽。寸口一盛病在厥陰、二盛病在少陰、三盛病在太陰、四盛已上為關陰。人迎與寸口俱盛四倍以上為關格。關格之脈，羸不能極於天地之精氣則死矣。」

前文曾經探討過六經在人體的相關位置，並提出六經與營衛氣血有密切的關係。本節更說明六經的脈診法：位於頸部喉結兩旁足陽明胃經之人迎穴脈動一倍盛於兩手橈骨端手太陰寸口脈動病在少陽、二倍盛於寸口病在太陽、三倍盛於寸口病在陽明、盛於寸口四倍以上為格陽食則上吐。寸口一倍盛於人迎病在厥陰、二倍盛於人迎病在少陰、三倍盛於人迎病在太陰、盛於人迎四倍以上為關陰排便不出。人迎與寸口俱盛四倍以上為關格。關格之脈，羸弱不能極求於天地之精氣則死矣。「靈樞禁服第四十八」：黃帝曰：寸口主中，人迎主外，兩者相應，俱往俱來，若引繩大小齊等，春夏人迎微大，秋冬寸口微大，如是者名曰平人。人迎大一倍於寸口，病在足少陽，一倍而躁，在手少陽。人迎二倍，病在足太陽，二倍而躁，病在手太陽。人迎三倍，病在足陽明，三倍而躁，病在手陽明。人迎四倍者，且大且數，名曰溢陽，溢陽為外格，死不治。寸口大於人迎一倍，病在足厥陰，一倍而躁，病在手心主。寸口二倍，病在足少陰，二倍而躁，病在手少陰。寸口三倍，病在足太陰，三倍而躁，病在手太陰。寸口四倍者，名曰內關，內關者，且大且數，死不治。按：人迎與寸口俱盛四倍以上為關格？人迎與寸口相對俱盛四倍是個矛盾的語法，除非人迎與寸口的脈象紊亂，忽大忽小，或左右不等，況且正常人的人迎脈動一般來說都比寸口粗盛，因此「難經第三難」云：「脈有太過，有不及，有陰陽相乘，有覆有溢，有關有格，何謂也？然：關之前者，陽之動也，脈當見九分而浮，過者，法曰太過；減者，法曰不及。遂上魚為溢，為外關內格，此陰乘之脈也。關以後者，陰之動也，脈當見一寸而沉，過者，法曰太過；減者，法曰不及。遂入尺為覆，為內關外格，此陽乘之脈也，故曰覆溢。是其真藏之脈，人不病而死也。」習者當深思。

◆五藏生成篇第十

本篇主要說明黃帝內經醫學的系統學，從實體解剖觀點上，將人體分成皮系統、脈系統、肉系統、筋系統、骨系統、腦系統、五官系統、以及五臟六腑系統，卻受靈魂五臟六腑的支配；所以五藏生成是指靈魂的五臟六腑與各系統的特殊關係，從而建立診斷和治療的依據。例如血管方面的疾病必須以心腎的脈位分辨五行生剋脈象，然後再處以適當的治療。腦部的疾病必須以五臟六腑的脈位詳細分辨五行生剋脈象，因為五臟六腑皆可令腦部發病；同理可推五官系統亦是。現代科技主流醫學檢驗報告能詳細分析肝心脾肺腎等五臟功能，及其衰竭指數，而黃帝內經醫學以色脈診斷法的各種氣血失調分辨各種異常功能，及其死期。五臟法則認為疾病的症狀持續或盛衰，大部分都受五臟六腑的支援或影響，因此治療時五臟法則非常重要。

「心之合脈也，其榮色也，其主腎也。肺之合皮也，其榮毛也，其主心也。肝之合筋也，其榮爪也，其主肺也。脾之合肉也，其榮唇也，其主肝也。腎之合骨也，其榮髮也，其主脾也。是故多食鹹，則脈凝泣而變色；多食苦，則皮稿而毛拔；多食辛，則筋急而爪枯；多食酸，則肉胝月芻而唇揭；多食甘，則骨痛而髮落，此五味之所傷也。故心欲苦，肺欲辛，肝欲酸，脾欲甘，腎欲鹹，此五味之所合也。五臟之氣，故色見青如草茲者死，黃如枳實者死，黑如炲者死，赤如衃血者死，白如枯骨者死，此五色之見死也。青如翠羽者生，赤如雞冠者生，黃如蟹腹者生，白如豕膏者生，黑如烏羽者生，此五色之見生也。生於心，如以縞裹朱。生於肺，如以縞裹紅。生於肝，如以縞裹紺。生於脾，如以縞裹括蔞實。生於腎，如以縞裹紫。此五臟所生之外榮也。色味當五臟，白當肺辛，赤當心苦，青當肝酸，黃當脾甘，黑當腎鹹。故白當皮，赤當脈，青當筋，黃當肉，黑當骨。」

從靈魂醫學來講，脈系統會受到心腎功能的影響，所以心官合通脈系統，榮氣發在膚色，而受腎官的主導，如果多食鹹，則脈系統會凝泣阻塞而變色；皮系統會受到肺心功能的影響，所以肺官合通皮系統，榮氣發在體毛，而受心官的主導，如果多食苦，則皮系統會皮稿乾枯而毛拔掉落；筋系統會受到肝肺功能的影響，所以肝官合通筋系統，榮氣發在指趾甲，而受肺官的主導，如果多食辛，則筋系統會筋急攣抽而爪甲乾枯；肉系統會受到脾肝功能的影響，所以脾官合通肉系統，榮氣發在嘴唇，而受肝官的主導，如果多食酸，則肉系統會肉生胝月芻硬塊而唇揭開裂；骨系統會受到腎脾功能的影響，所以腎官合通骨系統，榮氣發在頭髮，而受脾官的主導，如果多食甘，則骨系統會骨痛而髮落；以上為五味所傷者。而心欲苦，肺欲辛，肝欲酸，脾欲甘，腎欲鹹，此為五味之所合。又五臟之氣可以表現在五色，如果色見青如草色茲深者死，黃如枳實者死，黑如煙灰者死，赤如衃血者死，白如枯骨者死，此為五色之見死。而青如翠羽者生，赤如雞冠者生，黃如蟹腹者生，白如豬膏者生，黑如烏羽者生，此為五色之見生。生於心，就像白縞包裹朱。生於肺，就像白縞包裹紅。生於肝，就像白縞包裹紺青。生於脾，就像白縞包裹括蔞實。生於腎，就像白縞包裹紫；此為五臟所生之外榮。又色味相對於五臟，白當肺辛，赤當心苦，青當肝酸，黃當脾甘，黑當腎鹼。故白當皮，赤當脈，青當筋，黃當肉，黑當骨。以上為氣功診斷的基礎。

「諸脈者，皆屬於目；諸髓者，皆屬於腦；諸筋者，皆屬於節；諸血者，皆屬於心；諸氣者，皆屬於肺，此四肢八谿之朝夕也。故人臥血歸於肝，肝受血而能視，足受血而能步，掌受血而能握，指受血而能攝。臥出而風吹之，血凝於膚者為痺，凝於脈者為泣、凝於足者為厥。此三者，血行而不得反其空，故為痺厥也。人有大谷十二分，小溪三百五十四名，少十二俞，此皆衛氣所留止，邪氣之所客也，針石緣而去之。」

從五臟生成的理論可知四肢八谿七竅在解剖學上的關聯性：眼睛五官、腦髓、關節、血氣是五臟氣聚集之處，所以這些病位的診斷治療必須分辨五臟的複合病變。雖然諸脈血管最後都會到達目眼；諸髓神經都受腦的支配；諸筋都起止於關節部位；諸血液循環，都發自於心；諸氣呼吸，由肺控制；但是五臟氣經常聚集在此，所以人躺臥著時，血歸流於肝，肝受血而能目視，足筋受血而能步行，掌筋受血而能握，指筋受血而能攝取拿住。這是指出四肢的動作必須靠血氣循環腦神經傳導等五臟氣的整合才能完成。此處所言血氣與營衛氣血者相同，皆指血球、新陳代謝物質而言；可從四時六經治其標，或從五臟生成理論治其本。又血氣病的人臥出一起床就出門而寒風吹之，血凝結於皮膚者為痺，凝結於血脈者為泣，凝結於足者為厥。此三個部位，因為血欲行而受阻，這些部位無法得到血氣反致其生理空轉，故形成為痺厥泣三種症狀。人的構造就像自然界有大山谷分開一樣，也有十二條經絡分佈，像小溪般也有三百五十四名穴道，雖少十二俞穴不能對應成一年，但此皆衛氣所留止，邪氣所侵犯的地方，可用針石緣順著穴位針刺而除去之加以診治。

「診病之始，五決為紀。欲知其始，先建其母。所謂五決者，五脈也。是以頭痛巔疾，下虛上實，過在足少陰巨陽，甚則入腎。徇蒙招尤，目冥耳聾，下實上虛，過在足少陽厥陰，甚則入肝。腹滿月眞脹，支膈胠脅、下厥上冒，過在足太陰陽明。咳嗽上氣，厥在胸中，過在手陽明太陰。心煩頭痛，病在膈中，過在手巨陽少陰。」

開始診病的時候，五決是醫者必須遵循的紀律。欲知如何開始，必須先建立根本母脈。所謂五決，就是五臟之本脈，而五臟生病必須從其所屬經絡穴道或藥物歸屬治本。其實人體上有心肺，下有肝腎四象，中則有脾統胃腸消化系統，這就是診病的主幹，要先診心肺，再診肝腎，後診脾胃腸消化系統正常否，這就是五決。所以頭痛巔疾，下有陰虛證上有陽實證，如得腎脈，過在足少陰巨陽，甚嚴重則入腎。徇行蒙茫，招眩尤甚，無法站立，目冥暗耳聾，下有陰實證上有陽虛證，如得肝脈，過在足少陽厥陰，甚則入肝。腹滿月真脹，支膈充塞胠脅、下厥冷上昏冒，如得脾脈，過在足太陰陽明，甚則入脾。咳嗽上氣喘，厥逆氣在胸中，如得肺脈，過在手陽明太陰，甚則入肺。心煩頭痛，病在膈中，如得心脈，過在手巨陽少陰，甚則入心。這是分辨五臟病的簡單方法，五決。前述五臟之症狀必須與五脈同診以確認之，而以現代病理觀點五臟疾病有細胞病變如腫瘤、功能異常如膽固醇過高、炎症感染如肝炎等之不同，所以五決除了辨別五脈之外還必須詳問病情。又過在足少陰巨陽、足少陽厥陰、足太陰陽明、手陽明太陰、手巨陽少陰為五臟施針的主客治法，詳在經文。

「夫脈之小大，滑澀浮沈，可以指別。五臟之象，可以類推。五臟相音，可以意識。五色微診，可以目察。能合脈色，可以萬全。赤脈之至也，喘而堅。診曰：有積氣在中，時害於食名曰心痺。得之外疾，思慮而心虛，故邪從之。白脈之至也，喘而浮。上虛下實，驚，有積氣在胸中，喘而虛。名曰肺痺。寒熱，得之醉而使內也。青脈之至也。長而左右彈。有積氣在心下，肢胠。名曰肝痺。得之寒濕，與疝同法。腰痛足清頭痛。黃脈之至也，大而虛。有積氣在腹中，有厥氣，名曰厥疝。女子同法，得之疾使四肢，汗出當風。黑脈之至也，上堅而大。有積氣在小腹與陰，名曰腎痺。得之沐浴，清水而臥。凡相五色之奇脈，面黃目青，面黃目赤，面黃目白，面黃目黑者，皆不死也。面青目赤，面赤目白，面青目黑，面黑目白，面赤目青，皆死也。」

五決之脈以小大滑澀浮沈等脈象分辨五臟之病，經文中有專篇討論。從病人發出的聲音可以判斷五臟發病。也可以目察病人的五色詳細診斷。如果能合脈和色，可以萬全。前文言及，血凝結於皮膚者為痺，凝結於血脈者為泣、凝結於足者為厥，這些都是血液凝結成血栓阻塞血管引起的病證。血栓如果發生在心臟，病人就會面色赤，心脈象之至喘急而堅硬，診斷曰：有積氣血栓在心臟，大多害於飲食不節制，病名曰心痺，心絞痛。得之發病時，外急操勞過度，因常思慮造成心虛，故病邪侵犯。血栓如果發生在肺臟，病人就會面色白，肺脈象之至喘急而浮，上虛下實，診斷曰：有積氣血栓在肺臟，病人驚駭，氣喘虛弱，寒熱交加，病名曰肺痺，肺栓塞，得之酒醉而使內行房發病。血栓如果發生在肝臟，病人就會面色青，肝脈象之至長而左右彈，診斷曰：有積氣血栓在肝臟，肢胠胸脅滿，病名曰肝痺，肝栓塞，得之寒濕，或由橫膈疝氣引起。也會腰痛足清冷頭痛。血栓如果發生在脾臟，病人就會面色黃，脾脈象之至大而虛，診斷曰：有積氣血栓在脾臟即胰臟，下肢有冰冷厥氣，名曰厥疝。女子同法，得之勞動急用四肢，大汗出卻吹風發病。血栓如果發生在腎臟，病人就會面色黑，腎脈象之至上堅而大，診斷曰：有積氣血栓在腎臟，痛連小腹與陰器，名曰腎痺，腎栓塞。得之沐浴，清水而臥發病。凡相五色之奇脈，面黃目青，面黃目赤，面黃目白，面黃目黑者，皆不死。面青目赤，面赤目白，面青目黑，面黑目白，面赤目青，皆死。以上面目比色生死乃氣功診斷心法。

◆五藏別論篇第十一

初診病人必須五決，然後是本論提出的十一別，診察腦、髓（神經）、骨、脈、膽、女子胞（男女生殖器）、胃、大腸、小腸、三焦、膀胱等十一府正常否？又為何將奇恆之府在五臟別論中討論？因為奇恆之府病變時必須以五臟法則論治；而奇恆之府與傳化之府病變時，必須堅守一個五行法則：五臟脈位病以補法治之，六府脈位病以瀉法治之，此即氣口獨為五臟之主的意義。以現代醫學觀點，肺吸入氧呼出二氧化碳，非藏精氣而不瀉；心不藏不瀉？肝也有藏有瀉，小腸有藏有瀉，習者當深思，萬勿拘泥不通也。疾病最常見的症狀發燒、疼痛與腦有關，一些治標手法如止痛退燒止吐止瀉，與腦有關；血栓高血壓出血與脈有關；諸如此類從十一別病位得到的病情必須以五臟法則論治。如果十一別病位發生細胞病變，就必須結合柔剛法則論治。

「黃帝問曰：余聞方士，或以腦髓為臟，或以腸胃為臟，或以為腑。敢問更相反，皆自謂是，不知其道，願聞其說。岐伯對曰：腦、髓、骨、脈、膽、女子胞此六者，地氣之所生也。皆藏於陰而象於地，故藏而不瀉，名曰奇恆之府。夫胃大腸、小腸、三焦、膀胱此五者天氣之所生也，其氣象天，故瀉而不藏。此受五藏濁氣，名曰傳化之府，此不能久留，輸瀉者也。魄門亦為五臟使，水穀不得久藏。所謂五臟者，藏精氣而不瀉也，故滿而不能實。六腑者，傳化物而不藏，故實而不能滿也。所以然者，水穀入口則胃實而腸虛，食下則腸實而胃虛。故曰實而不滿，滿而不實也。」

方士醫病認為腦髓為臟該用補法，或腸胃為臟該用補法，或腸胃為腑該用瀉法？因為腦、髓、骨、脈、膽、女子胞此六者，是靈魂地氣之所生而對應的，皆藏於靈魂陰處而象於地，故藏而不瀉，該用補法，名曰奇恒之府。而胃、大腸、小腸、三焦、膀胱此五者是靈魂天氣之所生而對應的，其氣象天，故瀉而不藏，該用瀉法，此受五藏濁氣，名曰傳化之府，此不能久留，輸瀉者也。在八卦理論中，天氣為陽剛地氣為陰柔，陽剛常太過陰柔常不足，因而造成天地交錯循環，生生不息，萬物才能存活。而魄門即肛門作為五臟的下使，水穀不得久藏，所以每天排泄一次。所謂五臟者，是儲藏食物消化後的精氣而不瀉化物也，故滿而不能實。六腑者，傳化物而不儲藏食物消化後的精氣，故實而不能滿也。所以然者，水穀入口則胃充實而腸虛空，食下則腸充實而胃虛空。故曰實而不滿，滿而不實也。實，消化食物；滿，儲藏食物精氣。

「帝曰：氣口何以獨為五臟之主？岐伯說：胃者水穀之海，六腑之大源也。五味入口，藏於胃以養五臟氣，氣口亦太陰也，是以五臟六腑之氣味，皆出於胃，變見於氣口。故五氣入鼻，藏於心肺，心肺有病，而鼻為之不利也。凡治病必察其下，適其脈，觀其志意，與其病也。拘於鬼神者，不可與言至德；惡於針石者，不可與言至巧。病不許治者，病必不治，治之無功矣。」

氣口就是脈口、寸口。氣口獨為五臟之主即五臟法則必須以寸口脈法決斷。因為食物入口先到達六腑之首的胃，所以胃是水穀之海，六腑之大源也。五味食物入口，先藏於胃，消化後以養五臟精氣。氣口寸口就是手太陰橈骨端的脈動，可以分辨五臟六腑之氣味陰陽變化，因來自胃腸系統吸收的養分精氣，五臟六腑轉化後對應變見於氣口手太陰脈位，以診斷五臟六腑生死。從另一個角度探討為何氣口獨為五臟六腑之主，因為陰陽五氣入鼻，藏於心肺，心肺有病，而鼻為之不利，鼻肺相連，如果外力堵住口鼻可令肺停止呼吸而死亡，肺主呼吸，故手太陰肺能決五臟六腑生死，所以天造地設寸口在手太陰肺經。凡治病必察其下，嚴重到何程度，適切其脈象，觀察其志意，與其病證。拘泥迷信於鬼神者，不可與言至德氣功；厭惡於針石者，不可與言至巧。病不許治者，病必不治，治之無功矣，這是對氣功治病來說的。

◆異法方宜論篇第十二

導引按蹻就是氣功，位居中央，除了治痿厥寒熱兼治東癰瘍，南攣痺，西內毒，北滿病等四方各病乃最上乘者也。癰瘍之症位處外皮者宜砭石，如在裏之內臟膿瘍宜氣功；攣痺以氣功導引比針刺簡便而無痛；內毒如尿毒糖尿膽固醇，氣功診治比毒藥安全；滿病如癌，氣功比灸焫方便。氣功治病雖然便捷，但是要達到一定的水準，修練氣功必須有吃苦及持之以恆的耐心，而對其他治法必須尊重。

「黃帝問曰：醫之治病也，一病而治各不同，皆愈何也？岐伯對曰：地勢使然也。故東方之域，天地之所始生也。魚鹽之地，海濱傍水，其民食魚而嗜鹹，皆安其處，美其食。魚者使人熱中，鹽者勝血，故其民皆黑色疏理。其病皆為癰瘍，其治宜砭石。故砭石者，亦從東方來。西方者金玉之域，沙石之處，天地之所收引也。其民陵居而多風，水土剛強，其民不衣而褐荐，其民華食而脂肥，故邪不能傷其形體，其病生於內，其治宜毒藥。故毒藥者亦從西方來。北方者，天地所閉藏之域也。其地高陵居，風寒冰冽，其民樂野處而乳食，臟寒生滿病，其治宜灸焫。故灸焫者，亦從北方來。南方者，天地所長養，陽之所盛處也。其地下，水土弱，霧露之所聚也。其民嗜酸而食胕，故其民皆致理而赤色，其病攣痺，其治宜微針。故九針者，亦從南方來。中央者，其地平以濕，天地所以生萬物也眾。其民食雜而不勞，故其病多痿厥寒熱。其治宜導引按蹻，故導引按蹻者，亦從中央出也。故聖人雜合以治，各得其所宜，故治所以異而病皆愈者，得病之情，知治之大體也。」

醫生治病對同一種疾病的治法雖然不同而都能治好，是因為病人住的地方有所不同的原因。東方區域是太陽升起，天地開始展開，生產魚鹽的地方，因為濱海傍水，其民食魚而嗜好鹹，皆常住此處，久吃美食。而魚肉使人熱中，鹽的濃度勝過血，故其民皆皮膚黑色疏理粗躁。其病皆為癰瘍，診治宜砭石切除。故砭石是從東方傳來的。西方是生產金玉的地方，到處沙石，太陽下山天地像要收引起來了。其民山陵洞居而多風，水土剛強濕度高，其民喜歡不衣打赤膊而褐荐重複穿著破衣，其民多吃豐盛美食而脂肥體胖，故邪不能傷其形體，其病多生於內毒，其治宜毒藥。故毒藥者亦從西方來。北方是天地寒冷閉藏之域。其民居高陵地洞內，躲避風寒冰冽，其民喜樂野處打獵而乳食牛羊，臟腑寒而生滿脹之病，其治宜艾灸。故艾灸者，亦從北方來。南方是天地所長養，陽光盛處。其地下，水土弱而多蒸發，霧露聚集。其民嗜食酸味及食胕牛羊雞鴨皮，故其民多致理皮膚光滑而赤色，其病攣痺，其治宜微針。故九針者，亦從南方來。住在中原的人，因地平潮濕，天地生萬物眾多。人民食雜又不勞動，故其病多痿厥寒熱。其治宜導引按蹻，故導引按蹻者，就從中原來了。故聖人雜合以治，各得其所宜，故治法所以不同而病皆愈者，得病之情，知治之大體了。

第三篇　黃帝內經氣功

一、氣功的故鄉——靈魂

我的名字叫做氣，這是你們地球人類給我的封號；其實我的主人叫做陰陽，所以你們人類就把我們主僕的名號連在一起叫做陰陽氣了。

我們存在宇宙的每一個角落，地球上到處都有我們的身影，我們無所不在，不論在高山、深海、鬧區、垃圾場，只要是個地方，我們不分彼此都是大公無私的，清純的。我們比空氣還廉價，這是無法相比的。我們的年齡比碳原子、氫原子、氧原子……所有子字輩的物質朋友都要老很多，那是沒辦法計算的。你們說我們是暗物質也好，是異能量也罷，事實上，我們和你們的關係是非常密切的。我們控制宇宙所有一切的千變萬化，而你們可憐的地球，只是我們工作的一個小部分而已。尤其我們對人類身體的微薄貢獻那是微不足道的，但也不是三言兩語就可以解釋清楚。至於我們長得什麼樣子？非常遺憾，以目前人類的科技水準是無法測量到我們，但是修練氣功的人到了某一個程度就可以感應到我們了。如果你們想更進一步瞭解我，可以參考《腦經絡細胞論》一書。

話說我們來到地球，結合了各種碳水化合物，組織了你們人類的身體，也就居住在你們人類的身上了。我們在你們身上成立了一個小宇宙，講得更明白一些，也就是你們所謂的靈魂，負責管理你們身上的每一顆細胞。這樣繁重的工作，我們都能駕輕就熟，天天非常有效率而且迅速的完成每一個環節——你們身體內千變萬化的新陳代謝，我們都能瞭若指掌，分毫不差的監視著。因為碳水化合物有它的極限，也容易產生一些缺點——疾病，所以如何和我們互相配合，運用我們周遭的朋友來強化你們，並且教化你們的碳水化合物，是一個不容忽視的問題。前面提到的這些說法，你們可能會抱持懷疑的態度，甚至提出我們是否存在的問題。其實這個問題很簡單，你們可以觀察一些氣動現象就可以明白了。什麼是氣動現象？當你們躺著的時候，抬手抬腳的動作是由大腦命令發動的。如果你們心情放鬆什麼都不想，抬手抬腳的動作是不會發生的。但是一名氣功師向著你們發功的時候，抬手抬腳的動作就發生了。由此可見，氣動現象說明了我們與你們的密切關係。

那麼，我們跟你們到底是存在著什麼關係呢？首先，你們必須確定靈魂存在的事實，靈魂在你們身上分為靈魂本體和靈魂外體兩大部分，附著在你們的身體上，是一個無形和有形同時存在的時空交合，僅依靠經絡綁住彼此。靈魂本體位於人體軀幹內部，而靈魂外體位於人體軀幹外部，換句話說，靈魂外體包住了靈魂本體，而靈魂外體還應包括頭部、頸部和四肢的相對配置組合，呈現了太極陰陽結合之象。所以頭髮部、頸背腰部屬於陽，而臉面部、喉嚨胸腹屬於陰；四肢陰陽則從手足三陰三陽走向配置。由此可知，靈魂外體是個陰陽兩面的結合體。瞭解靈魂的結構是修練氣功的第一步，一個氣功修為極為深厚的氣功師，是可以感應到靈魂的確存在，甚至可以感應到靈魂的結構，到那個時候幾乎也到了神佛的境界了。當然，你們期盼達到這樣的境界，而且我非常榮幸的告訴你們，那是可以期待的；畢竟靈魂在你們身上，是你們身體的一部分，所以你們有權利瞭解它，並且要求發揮它的功能。我可以告訴你們，靈魂就像是一部超級電腦，功能強大已到了匪夷所思的地步，你們的一言一行，善惡真假，都會被完整記憶儲存，雖然你們說舉頭三尺有神明，其實這就是靈魂了。

再回到主題，靈魂本體和靈魂外體是怎麼和身體外面的陰陽大氣聯絡的？我們在你們身上有四個轉出入口，就是氣海、血海、水穀之海、和髓海，並且與任脈和督脈相通。現在你們必須先瞭解什麼是氣海、血海、水穀之海、髓海、任脈和督脈？任脈和督脈是靈魂本體的兩條門戶，在人體相對的位置來說，任脈起於會陰，繞陰器，上腹部，循肚臍中線，直上胸部兩乳之間，上頸沿喉嚨，抵唇下方；督脈起於脊椎尾端，沿著脊椎上行至頭頂，循兩耳中線下鼻端，抵上唇人中。氣海位於胸前兩乳之間、血海位於脊椎尾端、水穀之海位於會陰穴、髓海位於頭頂百會穴。我們出入靈魂本體的道路是，陰氣從水穀之海進入任脈，再從氣海進入靈魂本體，然後從血海離開靈魂本體進入督脈，上行至髓海出去離開人體。陽氣則剛好相反，從髓海進入督脈，再從血海進入靈魂本體，然後從氣海離開靈魂本體進入任脈，下行至水穀之海出去離開人體。以上我們講的是「黃帝內經氣功」功法的一部分，而《黃帝內經》是中醫理論的圭臬。

為了提升大家修練氣功的理念，你們必須瞭解一些自己身體的特殊構造，你們可以設想身體是個纏繞著許多管線的物體，這些管線有三種，包括血管、淋巴管和神經（當然，第四種管線是我們的經絡），而且它們大部分受到心臟和腦的控制。這樣的設計，管線是無法移動的，而管線內的傳導物質必須也一定要移動。如果傳導物質不移動或動的不順暢，或內容不對勁，都會造成問題。神經的傳導物質是訊息（神經衝動），訊息也有出問題的時候，電腦中毒最可以說明這一切了。也就是說，循環的必要性和完備性必須遵守生理法則，就是出入有紀，有進有出的道理。營養進去，廢物出來，這個準則絕不可逆，也就是怎麼運的問題。另外一個問題就是怎麼用，其實人體的許多疾病，問題大部分出在怎麼用和怎麼運上面。我們以修練氣功的角度來談怎麼運？以任脈的循環狀態來說，陰陽氣的循環與血液進出心臟的動力有互相協調的性質，而淋巴液回流淋巴總管也有明顯的協調作用。另外，以督脈的循環狀態來說，陰陽氣的循環也強化了腦神經系統的傳入神經和傳出神經；這是無形與有形交互作用的例子。同理，修練氣功也一樣必須有進有出，如果只進不出，或只出不進，久而久之就會造成危害。在正常狀況下，正常的人可以從四海獲得足夠的氣，沒有修練氣功也應無大礙。但是大部分的人無法從四海獲得足夠的氣，所以必須修練氣功。什麼是氣功？簡單的說，就是利用呼吸引導來獲得氣的功法。因為吸的時候陰氣會從水穀之海進入任脈，呼的時候陽氣會從髓海進入督脈，所以呼吸吐納是修練氣功的第一課。

接著我們談到怎麼用的問題，你們人體的每一顆細胞怎麼用呢？每一顆細胞都有一條感應絡脈，再匯流至經脈，最後連結到靈魂本體。換句話說，靈魂本體經由經絡傳遞訊息給細胞，然後細胞才能產生作用機轉。所以細胞用的好不好，與靈魂本體有關。當你們修練氣功時是修練靈魂經絡這個部分，而不是直接修練你們的肌肉和內分泌。如果要活化細胞的新陳代謝，就必須強化和教化你們的靈魂經絡。所以從這個觀點，修練氣功就是修練訊息，而修練訊息就必須從呼吸吐納著手，從四海任督二脈出入升降，充實靈魂本體之氣。靈魂本體氣足，然後經絡才會飽滿，再教化經絡之氣，打通經絡，排除阻塞，活化訊息，使你們的每一顆細胞正常工作，這就是教化的意思。談到教化的目的，你們必須推廣在生活點滴上，每天適度的氣功操，並且注意飲食，所謂病從口入，如果天天大魚大肉不忌油膩，上了年紀的人總膽固醇血脂肪就會飆高。由於每個人體質不同，如何調養必須自己斟酌。尤其是意外傷害，必須躲而遠之。平時保持心平氣和，這些都是練氣者的教化守則。所以不要刻意地認為修練氣功是萬能的，能夠百毒不侵，吃不忌口，思想妄為，甚至幻想變成內功奇俠，發出掌風，那就走火入魔了。

由於你們看不到我，也沒辦法找到我，因此任脈督脈存在的事實也就沒辦法證實了。這兩條神祕的結構，對我來講是必然的。因為進出你們的靈魂，這是重要的管道。從任脈上升進入和上升出去，從督脈下降進入和下降出去，是出入升降與陰陽大氣交換。如此與天地陰陽氣交換的動作，就叫做天地交。達到天地交的平衡狀態，就是所謂的「入靜」了。這是修練氣功的重要關卡，而不僅僅是訓練血管、淋巴管和神經而已；所以呼吸吐納有訓練有形和訓練無形兩層意義。事實上，修練氣功是著重在訓練無形這部分，而且應該是訓練無形而有形的；所以，你們修練氣功必須先有個前置概念——任督二脈是必然存在的。雖然你們在解剖學上找不到它們的絲毫蹤跡，你們都必須信服，這是陰陽結構很重要的一部分，強化任督二脈是改善體質的重要樞紐。修練氣功者必須從任督二脈著手，才能從無形中得到練氣的高峰，進而彰顯修練氣功的成效。因為任督二脈達到高峰時，所有訊息傳遞增強，影響最明顯的是免疫系統和血液循環。因此，練氣高潮時，人體產生強大的防禦殺菌能力。你們人類的疾病大部分都是訊息變故因素所造成，練氣可強化訊息，預防疾病，養身強健。一個良好的氣功功法，大多具備這些條件，如果連小感冒也治不好的功法，是禁不起考驗的。另外，任督二脈達到高峰時，血液循環增強，促進微血管末端的血液流動，可以平衡細胞間的新陳代謝。

談到這裡，你們一定很想知道，氣是怎樣引進體內的？那就必須先瞭解氣是怎麼傳導的？我們來自宇宙，你們跟我們打交道，不能有物質心態。我們之間互相感應沒有隔閡，都是善心來往。什麼叫做感應？這是一種傳導方式。在你們的世界裡是一種流動式的傳導，例如，A物質由甲處到乙處，像電流中的電子，光線中的光子或電腦網路的寬頻……等等，其中的電子、光子就是A物質。而感應式傳導沒有A物質，兩造之間沒有流動來去，卻能將訊息互傳，例如心電感應。而我們就是利用感應式傳導來傳導訊息，與流動式傳導的訊號不同，所以你們修練氣功呼吸吐納的時候，吸陰氣從水穀之海進入任脈，或者呼陽氣從髓海進入督脈，任督二脈有膨脹的感覺，總之我們是以感應的方式進入你們體內靈魂本體的。

然而我們的存在只有在你們思想清靜的時候才可以感覺出來。不管你們坐著、站著、走著、運動著，只要你們心中有我，我永遠在你們身上，這就是佛由心生的道理。什麼叫做思想清靜？其實並非要完全沒有任何雜念，一個人要做到完全沒有任何雜念，連在一分鐘以內都很困難了，何況三十分鐘？也許六根清淨的佛門弟子，或得道高僧，可以做到止觀的境界；如果要凡人一輩子天天做到，難度是非常高的。就像練成所謂大周天、小周天的人，卻有如鳳毛麟角一般。畢竟你們修練氣功是在教化身上的每一顆細胞，並不是為難你們身上的每一顆細胞。下面幾個例子你們可能會很訝異，或者你們師兄師姊們有意見，然而現代的你們生活在科學的籠子裡，食衣住行育樂所帶來的紛紛擾擾，應該如何入靜？或者到深山名剎做禪七，也許入個五、六分，或者三分不到就下山了。所以說入靜的「靜」，是達到某一種形式的天地交，在思想上做到清靜就可以了。你住在公寓或大樓，不管是哪一個樓層，正在進行入靜的作為，隔壁卻傳來整修房子的聲音，你曾經聽過機器鑽牆壁的聲音嗎？還有大榔頭轟牆轟隆轟隆的砲聲，或者鄰居的收音機干擾，如果要想百分之百思想清靜，不但前功盡棄，必然失敗了。所以修練氣功的時候，如果遇到偶發事件，必須處之泰然，分辨緩急，斷然處置。鑽頭的聲音就像瀑布淋身，榔頭砲轟就像天馬行空的雷聲，音響吵雜就如清純的溪流，這些轉化效果把你帶到清靜的農場，你的思想完全不受到影響，就是這麼清靜下來。思想清靜是可以中斷的，如果靜坐進行中突然電話響了，而且電話機就在旁邊，你可以馬上用手拿起聽筒接電話，再繼續靜坐時「氣」還在，而且絲毫不受影響。所以你也不必緊張兮兮的躲在某個特製的暗室裡，拒絕與家人碰頭，三言兩語不許招呼，儼然成了家中怪人。其實大可不必如此身修，客廳隨便一坐，有如老僧入定般，家人有事可以交談一句話，也無傷元氣。「不怕吵，不怕干擾」，在吵雜聲中照樣可以清靜自己，這就是入靜的功夫了。

要知道，你們生活在不良的環境中，空氣污染呼吸不安全，毒物有時飄浮在空氣中，電磁波四處充斥，加上飲食無法節制均衡，以及生活上各種不同程度的精神壓力，壓榨變形的你，當你在忙碌的人群中走動，心想修練氣功會有什麼不同嗎？人與人之間會產生什麼變化嗎？事實上，不管你有沒有修練氣功，大家的遭遇都一樣，然而每天修練氣功一次，可以將靈魂陰陽氣還原到自然原始狀態，至於身心傷害就必須慢慢地修復了。以氣功的層面來分，人類可分為長命百歲而不修練氣功者、修練氣功而長命百歲者、修練氣功而未達百歲者、和不修練氣功而未達百歲者四種，你們想學氣功，大家的動機可能不同，有些人想養生強健，有些人想治病，但是不管怎麼樣，你們對人體不正常的變化必須有個初步的瞭解。你們人體發生不正常的變化就會產生疾病，《黃帝內經》將各種疾病歸納為三大類，第一類是外邪，也就是由微生物感染（如病毒細菌）所產生的疾病，治療時主要是消滅病菌和增強免疫力。第二類是虛實病，也就是新陳代謝物質和傳導物質（A物質）所產生的太過和不足的病，例如貧血、血脂肪過高，必須由藥物治療與調和飲食雙管齊下。第三類是不虛不實病，就是細胞的增生或萎縮或缺陷，例如尿毒症、腫瘤，此類疾病必須進行外科治療或特殊療法。當然，意外傷害不包括在這三大類內。所以你們不要認為修練氣功是萬能的，可以治療百病，那要看大家的造化了。你們修練氣功可以增強免疫力，預防疾病發生，而對已存在的疾病，必須非常有耐心的長時間慢慢化解，這要看個人的毅力了。

好，為了要證實我們前面所說的靈魂理論，我們現在開始要進入「黃帝內經氣功」功法。這套功法原則上是以坐姿修練，你們可以選擇沙發或者床沿坐下，邊緣剛好是大腿一半的位置，兩手放在大腿接近膝蓋的地方，掌心相向，兩腳自然的踩在地上，最好是穿著輕巧的拖鞋，身體維持自然自在，完全放鬆。雙眼微張，舌尖輕抵上顎，採用自然呼吸，開始時可緩可急，可輕可重，一切以習慣自然為原則，接著呼吸逐漸變成緩慢無力的狀態。吸氣時，陰氣從水穀之海進入任脈，呼氣時，陽氣從髓海進入督脈，任督二脈會有感覺膨脹。（陰氣從水穀之海進入任脈，再從氣海進入靈魂本體，然後從血海離開靈魂本體進入督脈，上行至髓海出去離開人體。陽氣從髓海進入督脈，再從血海進入靈魂本體，然後從氣海離開靈魂本體進入任脈，下行至水穀之海出去離開人體。修練時此路線必須省略，意念不要加持）千萬記住，這是感應式傳導，所以沒有流動的感覺，而且最後必須做到呼吸、意念、身體都變成無力的狀態。如此每天早晚修練一次，大約二十分鐘，由於每個人的體質不同，成果也會不一樣。但是最後的目標卻是殊途同歸的，也就是達到靈魂本體和靈魂外體氣足的狀態，陰陽氣充滿了身體四肢。到達這個境界時，你們會感應到靈魂的形狀，那是全部陰陽氣的力量表現，這是第一階段。

接著進入第二階段，在全身放鬆無力狀態之下，藉著陰陽氣的力量，雙手開始慢慢的飄浮起來，離開大腿，分別向左右上方張開。接著身體微微向後仰，雙腿也緩緩伸直飄浮起來，也分別向左右上方張開，這是不自主完全無力的狀態所產生的一個陰陽氣動現象。沒多久，雙腿緩緩不自主放下，貼近地上，然後慢慢彎曲回到原來位置，接著雙手也緩緩不自主放下，回到原來位置。如此重複動作循環二三次，收功時，靈魂本體和靈魂外體充滿氣，然後舌尖輕輕在上顎畫圓圈順逆各九次，將唾液吞下散佈於靈魂本體。起身後不可以馬上做激烈運動，可以適度來回散步五分鐘。當你第一階段尚未修練成功時，不可以進行第二階段，那是會徒勞無功的。平時無論站坐行甚至勞動工作都可進行呼吸調息。最後提醒你，修練氣功必須循序漸進，持之以恆，常常抱著善心善念，養氣養德，這才是修練氣功的最高心法。

二、練功隨筆

▼1968(65)

▼八月(65)

黃帝內經對靈魂存在的一個證據

如何發現黃帝內經氣功

長命百歲

望而知之謂之神

氣功如何治病

一個修練氣功的重要心法

靈魂本體的結構概念

更進一步認識天地交

另一個世界：陰陽領域

有可能的身體飄浮術

丹田的迷思

十一官取決於膽

八卦初步體驗

氣功與腦

八卦空間能的醫學理論與運用

練功記事（二十六）

治標與治本

1968年8月30日

◆黃帝內經對靈魂存在的一個證據

據考《黃帝內經》這本書完成於春秋戰國時代，也許還要更早。不管怎麼說，《黃帝內經》是中醫的始祖，也是中醫理論的圭臬，這是公認的事實。但是從古至今中醫都排斥靈魂，敬鬼神而遠之，其實並非中醫有錯，而是錯在敬鬼神的方式，對靈魂了解不夠而已。《黃帝內經》第一篇的第一句話，開宗明義就說：「昔在黃帝，生而神靈，弱而能言，幼而徇齊，長而敦敏，成而登天」，非常明顯「成而登天」是修道有成靈魂升天了。這是不需要辯駁的，因為像《黃帝內經》這樣的巨著，科學實證嚴謹，哲學論述精確，對人體解剖、生理、病理、診斷、治療，洋洋灑灑，巨細靡遺，堪稱世界醫學的寶藏，世紀經典之作；由此觀之，「成而登天」絕非隨便說說而已，用意良深，太讓人反省深思了。

◆如何發現黃帝內經氣功

《黃帝內經》非常重視氣功，然而從頭到尾並無介紹一套具體的功法。雖然如此，卻有將心法散落在經文中，如：心靜、呼吸精氣、出入升降、任督脈等等；為了要找到「黃帝內經氣功」功法，十年前我開始修練氣功，進行探索其中的奧祕。首先從真氣法大小周天止觀入門，五年卻不得其門而入，然而已知氣功的大概。於是苦讀研究內經經文，百思其解，皇天不負苦心人，終於在「靈樞經海論篇」始得化解心中的疑團。因為根據經文所述，四海之所以存在應該有特定的作用，絕非如經文所述那麼單純。第一，為何叫做海？一定有收納轉合出入的作用。第二，位置剛好與任督二脈首尾相合，而水穀之海其實就是水道和穀道之間的會陰。第三，從四海進去何處？怎麼進去？怎麼出來？由這些想法建構出「黃帝內經氣功」的路徑，最後終於實驗成功了。因為這個功法證明了陰陽氣的力量，這個力量可以命令大腦產生肢體動作。這個功法也證明了靈魂存在的事實。

◆長命百歲

《黃帝內經》提到人是應該活到百歲以上的，事實上活過百歲的非常稀少。經文中提到活過百歲的四種人：

一、上古有真人者，提挈天地，把握陰陽，呼吸精氣，獨立守神，肌肉若一，故能壽敝天地，無有終時，此其道生。

二、中古之時，有至人者，高德全道，和於陰陽，調於四時，去世離俗，積精全神，游行天地之間，視聽八達之外，此蓋益其壽命而強者也，亦歸於真人。

三、其次有聖人者，處天地之和，從八風之理，適嗜欲於世俗之間，无恚嗔之心，行不欲離於世被服章，舉不欲觀於俗，外不勞形於事，內無思想之患，以恬愉為務，以自得為功，形體不敝，精神不散，亦可以百數。

四、其次有賢人者，法則天地，象似日月，辨列星辰，逆從陰陽，分別四時，將從上古，合同於道，亦可使益壽而有極時。

以上四種人是五千年前的分類，但是生存原則卻是相同的。第一類和第二類是出世的，第三類和第四類是入世的。第一類和第四類有修練氣功，第二類和第三類沒有修練氣功，換句話說，修練氣功的人適應力比較強，生存條件限制少。亦有一說認為，以上四種人是一個修練氣功的總和概念，不管出世入世，都必須養心養德，調和食衣住行育樂。

總之，如果你想挑戰百歲極限，建議你修練氣功，並祝福你可以活到百歲以上而有子。

◆望而知之謂之神

內經有句話：望而知之謂之神，聞而知之謂之聖，問而知之謂之工，切而知之謂之巧，這是中醫治病水準的等級分類。一般而言，中醫望病是察看病人的臉色、舌苔、病形、病位等等。因為歷來中醫師鮮少練成氣功，練到透視人體的高階水準，所以就無法真正的望而知之了。當中醫師練成氣功，練到透視人體的高階水準，就能看到或感應到病人病痛的所在，真正做到望而知之，也不會去曲解望聞問切的真義了。

◆氣功如何治病

氣功如何治病，說到這個，真可以神奇兩字來稱頌。全世界找不到任何一個醫術能像氣功那樣，既經濟又簡便快速，不必任何醫療器材就可以進行。不必擔心藥物過敏，也沒有任何副作用，唯一的問題就是療效。談到療效，你會問氣功為什麼能治病？這不是三言兩語可以說清楚，有興趣的人可以參考《腦經絡細胞論》一書。現在我要講的是氣功是如何治病的？簡單的說就是導引。什麼是導引？就是出入升降，如果病位出現陽虛，意謂病體缺陽，此時必須由體外引導陽進來，如果一味在體內導氣，陽虛不會改善。當「黃帝內經氣功」練到第二階段時，兩手掌的勞宮穴和兩足底的湧泉穴會有脹刺的感覺，恭喜你，你已經打通了勞宮穴和湧泉穴，從此你就可以用勞宮穴和湧泉穴做導引的功夫了。導引的功夫就是運用意念，將體外的陽，經由勞宮穴或湧泉穴引進體內，來改善病位的陽虛狀況。我五年前，可能是練氣功引起的心律不整，一直不好，在大醫院作運動心電圖及二十四小時監測，每天心跳停止兩千次，雖然沒有什麼大礙，心跳停後的那一跳，由於脈衝造成的心悸，讓我感到心慌慌的。剛好發現「黃帝內經氣功」功法，修練一二次就好了，所以我確定那是走火入魔引起的了。還有我小腹有一個食指頭大的異位性皮膚炎，奇癢有時又流汁，時好時壞被折騰了將近一二年，自從修練「黃帝內經氣功」功法後，那時還在第一階段，不知不覺卻好了。有時家中流行重感冒，只要被傳染到，靜坐發汗後當天就慢慢好了。以前偶而腰會閃到的情形也不見了。當然了，這些只是我碰到的一些小毛病，到底「黃帝內經氣功」的神效能到什麼程度，就必須更進一步去驗證了。

◆一個修練氣功的重要心法

有網友問到呼吸吐納的時候，意念不可以流動傳導氣流，那要怎樣做到感應傳導？這是很多人會犯的錯，特在此糾正。

當你呼吸吐納的時候，將意念輕輕放在水穀之海和髓海，然後吸氣或呼氣時任脈和督脈必須同時上升或下降，但是這個上升或下降，不是流動傳導氣流，而是感應傳導氣流，所以吸氣或呼氣時任脈和督脈同時有慢慢膨脹的感覺，不要心急，也不必用力，慢慢修練，順其自然，陰陽氣會一天一天的充滿全身。

◆靈魂本體的結構概念

靈魂本體是個陰陽結構體，根據黃帝內經「素問・靈蘭祕典論」所云，靈魂本體含有十一個器官，宛如一座超級資訊處理器：

心者君主之官，神明出焉——主精神密碼起動終止

肺者相傳之官，治節出焉——主密碼轉譯更正傳送

肝者將軍之官，謀慮出焉——主思考密碼邏輯計算

膽者中正之官，決斷出焉——主密碼整合CPU

膻中臣使之官，喜樂出焉——主七情六慾密碼
脾胃倉廩之官，五味出焉——主感覺密碼
大腸傳道之官，變化出焉——主形體生理機序密碼
小腸受盛之官，化物出焉——主學習記憶密碼
腎者作強之官，伎巧出焉——主語言動作密碼
三焦決瀆之官，水道出焉——主經絡控制密碼
膀胱州都之官，氣化出焉——主形神生殖死亡密碼

以現代醫學的角度無法解釋十一官的功能，很顯然它已經超出人體生理涵義的層次，必須從陰陽領域分析思考，才能獲得滿意的解決。因此推論十一官為靈魂本體的結構，而且主宰人體的所有變化。修練氣功可以強化十一官的功能，這也是修練氣功的主要目的。

◆更進一步認識天地交

當你入靜時，達到天地交的狀態。此時有一個動作正在默默進行。當你吸氣時，新鮮的陰氣從任脈進入靈魂本體，混合陰陽氣從督脈離開靈魂本體。當你呼氣時，新鮮的陽氣從督脈進入靈魂本體，混合的陰陽氣從任脈離開靈魂本體。天地交除了有與天地交合的涵義外，也有與天地交換的意義，混合的陰陽氣包括了新鮮的、不良的和老舊的陰陽氣。

所以練氣時，任脈裡有新鮮的陰氣和新鮮的、不良的、老舊的陽氣，督脈裡有新鮮的陽氣和新鮮的、不良的、老舊的陰氣，陽在外，陰在內，達到天地交的狀態時，陰陽氣已經平衡，任督二脈膨脹，受呼吸動作的控制。不良的陰陽氣指的是遭破壞的或不完全的陰陽指令而言，而修練氣功是在增強新鮮的陰陽氣，達到天地交的狀態時會放大儲量讓其達到高峰。每次修練氣功並不能完全排出不良的陰陽氣，功力越深厚排出量相對越大，疾病治癒率就越高，有時還必須利用導引術加強。一個正常健康沒有修練氣功的人天地交也在默默進行，修練其他氣功功法的人也在進行天地交的動作，然而一個人修練氣功時，太強調陰陽氣只進不出或只出不進，遭破壞的或不完全的陰陽指令會阻塞滯留可能產生病變。陰陽指令在《腦經絡細胞論》有專章討論，有興趣的人請參考。

◆另一個世界：陰陽領域

有些人認為人死後就什麼都沒有了，他們不相信靈魂，世界上也沒有鬼神，這可以唯物論者為代表，這不是唯物或唯心的問題，宗教信仰也是另一回事，證據才是最重要的。你必須提出靈魂不存在的證據，你也必須提出證明靈魂的存在。你不可以一味的反對或不相信別人提出證明靈魂存在的證據。事實上，很多靈異現象會一再發生，還有一些科學實驗，如靈魂的重量，白光……等等，雖然信者恆信，不信者恆不信，而修練黃帝內經氣功將會讓你親身體驗這個事實，因為靈魂真的在你身上。當你修練黃帝內經氣功到了最高階開天眼，根據黃帝內經所述，你的雙眼會發出陰陽氣的階段，就可以看到其他的靈魂了，期盼賢達者能完成這個任務。最近修練氣功之餘，常會思考一個問題，萬一有一天真的看到了另外一個世界，會害怕嗎？其實人遲早都會回去那裡，想想也沒什麼好怕的，因為你身上就有一個靈魂，是跟他們一樣的，只是多了一個軀殼而已。說到這裡讓人難免好奇，另外一個世界到底是個什麼樣的世界？我們的老祖宗已經告訴我們了，那是一個陰陽領域。我想陰陽領域有可能不單是我們人類的靈魂，可能有他類的魂，他類的靈，因此在我們地球的生物是碳水化合物，在另外一個某星球的生物是別種化合物。

◆有可能的身體飄浮術

為什麼有如此奇想？因為修練黃帝內經氣功進入第二階段時，四肢可以飄浮起來，雖然這是陰陽氣命令大腦的動作，但是當靈魂本體的陰陽氣儲量達到超飽和時，內經提到由於靈魂不受地心引力的影響，反而有飄浮的反作用力，所以靈魂的浮力有可能大於身不體的重量。這是修練黃帝內經氣功的高階，也是進入神佛境界必經之路。期盼賢達之士完成可能的任務，救苦救難，普渡眾生。也有一說認為，以宗教的觀點，人往生後仍必須修道造福，此修道就是修練靈魂本體的陰陽氣，所以有修道成仙之說，如果人活著能夠先修，也是一種福氣。

◆丹田的迷思

全世界所有的氣功功法種類至少有千種以上，每位修練氣功的人都認為自己的功法是全世界最好的。其實這並無可厚非，因為這些功法多多少少都能治病養生強健。根據《黃帝內經》所述，靈魂運氣組合元素總共有兩千八百八十氣，每種氣有不同的功能，只要修練某種氣功觸動了某一種氣，就會展現出應有的型態，而兩千八百八十氣就儲藏在靈魂十一官裡。事實上氣功的功法所展現的氣態不僅僅是兩千八百八十氣的單一型態，也有可能以複合型態呈現，千奇百怪也就不以為意了。

自從戰國時代秦越人（扁鵲）在「難經」提出命門、三焦、腎間動氣的看法，就開始有了丹田的雛形。經過東漢魏伯陽著「周易參同契」首先提出丹田理論，確立了丹田練氣的方向。東漢張道陵鼓吹修煉金丹和表演特異功能，煉丹術因而風行起來，從此氣聚丹田成為修練氣功的重要心法。但是問題來了，偏差也跟著發生，文火、武火、真火無法掌握，莫衷一是。有人主張丹田要在膻中，也有人主張丹田在眉心，而且單單下丹田的位置就爭論不休，有的說臍中，有的說臍下，又有臍下一寸，二寸，三寸之爭，讓後世練氣者無所適從。於是為了避免偏差，乾脆放棄丹田，採行放空，這是現代練氣者的無奈。但是為了尋找氣功的真義，我們不能垂頭喪氣，反而要鼓起勇氣，苦行探索，終於有了眉目，原來下丹田是靈魂本體的三焦官。因為「三焦決瀆之官，水道出焉」，說明靈魂本體三焦官的位置在膀胱的上方，剛好符合下丹田，而與秦越人論點相同，不需有臍下一寸，二寸，三寸之分了。

既然丹田是存在的，那麼丹田是唯一儲存元氣的地方嗎？當然不是，因為丹田就是三焦官，也是靈魂本體十一官的一部分，但是焦熱的本性比其他十官更易轉化人體氣感熱相，所以練氣者意守此處也比較容易。但是文火、武火、真火的掌握不均，會發生偏差走火入魔，那是因為意守丹田太過或不足，造成靈魂本體十一官失去平衡，火與氣只進不出或只出不進，或進出路徑錯誤，最後終於發生偏差現象。由此可見「黃帝內經氣功功法」採取意守任督二脈，是個比較明智的做法。

◆十一官取決於膽

「黃帝內經素問六節臟象論」提到：十一臟取決於膽。換言之，膽可以決定十一臟做的事。從生理解剖學上看，這是無法理解的，何也？大家知道膽囊只不過是一個儲藏膽汁的地方，而膽汁是從肝臟分泌出來，目的是消化脂肪，除了收縮的功能更別說決定十一臟做事，更別提十一臟之間互相命令了。更何況有人手術切除膽囊，成了無膽之人，照樣十一臟取決於膽，這不能說不科學，而是靈魂層次的問題。中醫的基礎理論大部分都是建立在靈魂層次的，所以你也不能說它不科學。例如，肝藏魂，心藏神，脾藏意與智，肺藏魄，腎藏精與志，套句現代的術語如潛意識、下意識什麼的，其實說的就是靈魂。因為大腦細胞被翻箱倒櫃之後，仍找不到類似照相機的東西。奉勸現代的科學人放棄吧，進去靈魂裡面工作吧。前面文章曾提到：膻者中正之官，決斷出焉——主密碼整合CPU，膻就像電腦中的CPU負責整合的工作。而十一臟指的就是靈魂本體的十一官。

練功小叮嚀：有網友問到：練功期間可否行房？說實在的，既使沒有修練氣功的人，房事也不可過度，量力而為吧。以前練功採行氣聚丹田，的確行房後丹田的熱感會消失，然後修練一個禮拜才會回來，現在採行氣聚任督二脈，就沒有影響，但，還是不要太在意那個，你不是要長命百歲嗎？另外順便提一下，飢餓時怕體力不支，吃太飽或酒後皆不宜練功，半飽的狀態是可以修練本功法的。

◆氣功對抗流感實錄

早上十點女兒從公司打電話回來，說：身體不舒服，頭痛全身痠痛，發熱發冷，馬上請假回家了。回到家第一件事就是量體溫：38.6℃，看她疲倦無力，知得了流感，而且來勢兇猛，必須預防併發肺炎、腸炎、肝炎，服用參蘇飲後令其臥床蓋被發汗，五小時一服，第二服時量體溫：37℃，頭痛稍減，仍全身痠痛，至第四服體溫：36.5℃，不再頭痛全身痠痛，僅剩喉嚨痛。看來女兒的病情是穩定了，但是我卻被感染到，四肢痠痛，三年沒有感冒了，可知這次病毒之猛。當下練功意守任督二脈，發汗後好了八分，晚上睡時，室溫22℃，雖蓋薄被，卻不自禁地發汗，早上睡起時就全好了。

◆印度氣功：瑜珈的逆向操作

世界上除了中國氣功以外，另一個陰柔的印度氣功：「瑜珈」展示出另一個令人尊敬的偉大。瑜珈理論中沒有穴道，沒有丹田，也沒有任督二脈，為何能發展出如此寬廣的境界，委實耐人尋味，也值得深思。瑜珈理論中認為人體中有九個元素主管九個功能，這些元素在那裡？成分是什麼？雖然不明確，卻跟靈魂十一官有異曲同工之妙。前文章中提到靈魂運氣組合元素總共有兩千八百八十氣，每種氣有不同的功能，只要修練某種氣功觸動了某一種氣，就會展現出應有的型態，而瑜珈以高難度的動作展現其固定的型態，逆向操作的長時間艱苦修練，觸動了某一種氣，引發組合元素的功能，以達到養生健體的目的。這就是這個世界陰陽正反的道理。

練功記事（一）：放棄氣聚丹田的日子，開始走向意守任督二脈，心中不捨又恐慌。回想過去五年修煉成果就要拜拜，就像一江春水向東流，空心空念一場空。為了發揚《黃帝內經》只有走上實驗一途，除了親身經歷更沒辦法說服自己。開始時，延續氣聚丹田的餘毒，放鬆自己，吸氣時意想一股氣流從會陰進入任脈，再從膻中進入靈魂本體，感覺靈魂本體氣滿，再從長強離開靈魂本體進入督脈，然後氣流上升至百會出去。呼氣時氣流從百會進入，方向相反，路徑如法泡製，最後從會陰出去。連續修練一星期出現心跳不順未改善，牙火，身重，改以達到天地交時，氣流靜止，稍安。

練功記事（二）：每次練功如果意想氣流出現在任督二脈，心跳就會不順，如果氣聚靈魂本體，下丹田熱流就會擴散上來，是什麼原因？一時也說不上來。是否要放棄實驗，不然走火入魔事態就嚴重了。

練功記事（三）：我沒有放棄實驗，氣聚靈魂本體可能是個錯誤，因為練功者並非主導氣的命令者，靈魂十一官才是主導氣的命令者，所以氣聚靈魂本體有欺壓良善，反客為主的味道，必須放棄氣聚靈魂本體，也就是靈魂十一官必須放空，另外氣是一種感應現象，不該有氣流出現，如果成立，呼吸吐納時如何進行？於是將意念放在任督二脈，靜靜等待有何狀況發生：一個膨脹的感覺於是發生了。

◆意守的機轉

意守與放空是兩種修練氣功的不同方式，而意守是順向操作，放空是逆向操作。又脾主意與智，且脾胃倉廩之官，五味出焉——主感覺密碼，換言之，意守是一種感覺命令，由靈魂十一官發出的感覺指令。當你意守任督二脈時，因為任督二脈屬於陰陽結構，又為靈魂十一官的門戶，利用呼吸吐納可以引導陰陽氣出入靈魂本體。如果放空，呼吸吐納將無法引導陰陽氣從任督二脈出入靈魂本體。由於意守是一種感覺命令，如果用意太強，就會造成靈魂十一官的不平衡，因為靈魂十一官非常敏感，又喜安靜，這個安靜是指氣態的靜，與聲音無關。

練功記事（四）：心跳不順改善了，可見意守任督二脈時，不可有氣流，只須膨脹的感覺，意念也不要進入靈魂本體，雖然只有意守任督二脈，但是陰陽氣會隨著呼吸吐納自動充滿靈魂本體及四肢，因為靈魂十一官乃威嚴聖地，不容有任何不敬干擾，而且必須修身行德，善心善念，當作修練氣功的最高心法。

練功記事（五）：全身除了膨脹，沒有熱感，除了治好一些小病，氣儲量也不知增加了沒有？為了增加氣儲量，考慮靈魂外體陰陽面進行皮部呼吸。吸氣時從靈魂外體全部陰面進入陰氣，呼氣時從靈魂外體全部陽面進入陽氣，慢慢的，靈魂外體被一層氣包住並且膨脹起來，這就是靈魂外體的影子。但數日後四肢疲乏，於是決定放棄皮部呼吸法。

練功記事（六）：練功時已入靜，雙手在大腿不自覺的輕微抽移動，開始不以為意，將雙手放回原處，隔一回，雙手在大腿又不自覺的抽移動掉落沙發上，此時突然意念在兩手臂的陽面聚氣托住，顯現兩手臂陽面的靈魂外體，怪事出現了，兩手臂不自主地飄浮起來，不一回，兩手又不自主地回到大腿原位。如此來回三次。惟第二次以後手是直接從大腿不自主地飄浮起來的。

◆比較黃帝內經氣功、抖濁功、起乩現象的相異處

《黃帝內經》非常重視順逆理論，大凡診斷、生理、病理、治療、氣功等等都強調順與逆的重要性。黃帝內經氣功藉由氣聚任督二脈，引發四肢飄浮的氣動現象，乃由內而外，順向操作的氣功；抖濁功藉由腰部的抖動來激化氣動感應，乃由外而內，逆向操作的氣功；起乩現象乃神蹟發威直接觸動乩童的某一氣態，所顯現的氣動感應。

練功記事（七）：雙手飄浮已經三天了，兩肩肌腱有點酸痛，痛點大概就是飄浮力量的支撐點吧。又有狀況發生了，有時，下肢自膝蓋以下消失不見。隔不久，兩腳好像沒有踩到地，非常慢的，奇蹟似的也飄浮起來。飄浮的順序，大部分先手後腳，有時手腳同時。

練功記事（八）：手腳飄浮的動作，剛開始支撐點的肌腱會痠痛，慢慢就好了。有時飄浮中的雙手好像有一股力量向外拉著，甚至脊柱有時也會反張。最大的驚喜是兩手的勞宮穴和兩足的湧泉穴出現脹刺感。

練功記事（九）：想做個實驗，呼吸吐納時從會陰和百會只進不出，任督二脈照樣膨脹，靈魂本體氣充擴大，沒有異樣精神還可以。第二天心悸，牙火，練功時呼吸吐納從會陰和百會回復正常，開始時，任督二脈無法膨脹，察覺靈魂本體扭曲變形現身從頸到胸腹，當下強行意守任督二脈直至膨脹為止，慢慢地靈魂本體回到胸腹隱藏恢復正常，完成飄浮動作後收功，心悸，牙火才慢慢正常。

◆黃帝內經氣功的最高境界

根據《黃帝內經》所描述，完成修練黃帝內經氣功的成果可以「視聽八達之外」，「肌肉若一」，「形與神俱」。到那時候，靈魂和形體結合在一起，也就是說可以飄浮起來。可以聽到你想聽到的聲音，並能看到你想看到的部份，也就是人體透視診斷術，當然還有其他特異功能。如果為了要達到這些高階，而氣聚靈魂本體以為可以速成，就會適得其反，切記欲速則不達。除非天生異稟，能忍受偏差煎熬，度過重重難關，或有機會？但是十億人之中可有此一奇人也？

練功記事（十）：在練功時可以內視到靈魂本體的模樣，表面是圓滑的，大部分是個橢圓，就像氣球可大可小，內容空虛，以目前功力無法得知。有一次收功前，靈魂本體跑出在胸前，鼓在那兒，造成無法收功，於是意守任督二脈，靈魂本體才鼓在任脈之下，慢慢才消失。

練功記事（十一）：好久沒有到餐館，中午家人點了：蒼蠅頭、水煮麻辣牛肉、涼拌辣雞，都是重口味，唯有清蒸雞湯還好。加上每人一瓶啤酒，大家邊吃直呼過癮，最後盡興而返。晚上在家煮火鍋，也少不了辣，又喝了一杯紅酒，大概生日也不過如此，今天盡情解放了。還不到十點就跟周公約好下圍棋去了。隔日練功，任督二脈提不起氣，氣不見了，於是意守任督二脈耐心等候，足足等了將近二十分鐘，全身微熱，氣才回來，任督二脈也膨脹起來。由此可見，辣與酒對修練氣功的人很傷，應該少近為妙。

練功記事（十二）：每次練完氣功都該有身體變輕，神清氣爽的感覺，如果不是，或身重，精神不振，表示可能練功時去意守到靈魂本體了，下次必須改進。尤其練功到了一定程度，靈魂本體的陰陽氣越來越雄厚，三焦官會反映在下丹田而有熱感，這是常態，千萬別被吸引去意守，此時可以想些大自然的景象，如海浪、瀑布、冰雪、日出、夕陽，原野花草……等等，慢慢就會消失。

練功記事（十三）：因為練功時手腳飄浮的範圍擴大了，必須改在床鋪進行。現在練功手腳飄浮時，只剩下屁股支撐，那種感覺就像在空中飛翔，一面呼吸吐納意守任督二脈，一面享受著寧靜安詳，這樣子練功一定羨煞其他各門各派了吧。真期望有一天就這樣飄浮到空中。

◆靈魂本體與五臟六腑

《黃帝內經》的作者知道人體有五臟六腑，可見那時有解剖過屍體，或有透視人體的特異功能，或兩者皆備也未可知。但有一點，胰臟並未在列，是何緣故?其實由脾主甘，胰臟分泌胰島素就可下定論∴脾臟是包含胰臟的，就像腎臟一樣，脾臟也有兩顆，換言之，《黃帝內經》將脾臟和胰臟視為一體。而靈魂本體十一官是否與五臟六腑一體兩面?可能要請練成人體透視術的偉人給個答案了。然而由靈魂本體十一官與五竅耳鼻眼口舌的關連性，事實上靈魂本體是延伸到頸和五竅的。

◆打通任督二脈

《黃帝內經》主張任督二脈是功能性的經脈，所以它是暢通的，如果不通了就會生病。自古以來，練氣者皆以打通任督二脈為最高指標，認為是一個必經難關，過了此關就會功力大增，因此強調練功必須打通任督二脈，似乎意謂任督二脈本來是天生不通，如此說來太不合邏輯又矛盾。事實證明，「黃帝內經氣功」以四海理論在呼吸吐納時意守任督二脈，可以感應出任督二脈的暢通。從古至今「練功打通任督二脈」的說法也沒人糾正，相沿為是，又徒呼奈何？

◆三個醫療事件

「黃帝內經靈樞經水篇」提到「其死可解剖而視之」，可見古老的世界第一本解剖學和外科手術及麻醉術都記錄在失傳的《黃帝外經》中，是很有可能的。

「史記卷一百五〈扁鵲倉公列傳第四十五〉」說：「視見垣一方人。以此視病，盡見五藏症結。」扁鵲練就氣功能看到牆另一邊的人，用這種方法看病，完全能透視五臟六腑的病症所在，這是氣功的高階表現。

從臨床經驗得知，蔘蘇飲可以治好各種感冒，陳皮、枳殼、桔梗、甘草、木香、半夏、紫蘇葉、葛根、前胡、人蔘、茯苓、生薑、大棗，每味藥都不是專殺病毒的，卻能發動免疫系統，妙哉。

練功記事（十四）：練功正在飄浮飛翔時，後背突有一股吸力往後拉，胸腹激烈抖動，最後全身終於倒在床上，四肢上下像個「大」字。於是意守任督二脈，四肢慢慢飄浮起來，但是仍無法坐起來，最後使盡全力，利用腹肌力量加上四肢擺動，才勉強坐了起來。非常頹喪，因為後半段的自主力量已經違反了練功的原則，但是試了很多次，一直到腹肌感到酸痛為止，仍無法不自主的坐起來。

練功記事（十五）：練功時是否全身不可倒在床上，只要到飄浮飛翔為止就好？其實養生保健已夠了。但是為了要追求真相，必須實驗下去，已經五天了，仍無法解決後背吸力的問題。有個想法，身體如果要飄浮起來就必須完全依賴陰陽氣的力量，如果練功身體躺下時，能夠完全不自主的利用陰陽氣的力量坐起來，身體飄浮起來的機會就越大了。

練功記事（十六）：為了要讓身體自動飄浮坐起來，腳上頭下的動作已經練了許多天，腹肌也不再痛了，也變得結實很多，雖然仍不能讓身體自動飄浮坐起來，但是自主的力量慢慢變小，表示陰陽氣增強，這應該是個好現象。繼續努力吧！

◆氣儲量

一般而言，練氣者認為所練的氣會儲存在丹田，氣越足下腹就越硬，有人身體還會發出光，這些現象是否說明氣儲量增加了？其實練氣者所練的陰陽氣增加，是意謂氣的力道增加，而氣的力道的增加是感應力道的增加，所以氣儲量是增加氣的感應力道。氣與地球萬物的感應如何協調？素問・陰陽應象大論云：

帝曰：余聞上古聖人，論理人形，列別藏府，端絡經脈，會通六合，各從其經，氣穴所發，各有處名，谿谷屬骨，皆有所起，分部逆從，各有條理，四時陰陽，盡有經紀，外內之應，皆有表裏，其信然乎？

歧伯對曰：東方生風，風生木，木生酸，酸生肝，肝生筋，筋生心，肝主目，其在天為玄，在人為道，在地為化，化生五味，道生智，玄生神，神在天為風，在地為木，在體為筋，在藏為肝，在色為蒼，在音為角，在聲為呼，在變動為握，在竅為目，在味為酸，在志為怒，怒傷肝，悲勝怒，風傷筋，燥勝風，酸傷筋，辛勝酸。

南方生熱，熱生火，火生苦，苦生心，心生血，血生脾，心主舌，其在天為熱，在地為火，在體為脈，在藏為心，在色為赤，在音為徵，在聲為笑，在變動為憂，在竅為舌，在味為苦，在志為喜，喜傷心，恐勝喜，熱傷氣，寒勝熱，苦傷氣，鹹勝苦。

中央生濕，濕生土，土生甘，甘生脾，脾生肉，肉生肺，脾主口，其在天為濕，在地為土，在體為肉，在藏為脾，在色為黃，在音為宮，在聲為歌，在變動為噦，在竅為口，在味為甘，在志為思，思傷脾，怒勝思，濕傷肉，風勝濕，甘傷肉，酸勝甘。

西方生燥，燥生金，金生辛，辛生肺，肺主皮毛，皮毛生腎，肺主鼻，其在天為燥，在地為金，在體為皮毛，在藏為肺，在色為白，在音為商，在聲為哭，在變動為欬，在竅為鼻，在味為辛，在志為憂，憂傷肺，喜勝憂，熱傷皮毛，寒勝熱，辛傷皮毛，苦勝辛。

北方生寒，寒生水，水生鹹，鹹生腎，腎生骨髓，髓生肝，腎主耳，其在天為寒，在地為水，在體為骨，在藏為腎，在色為黑，在音為羽，在聲為呻，在變動為慄，在竅為耳，在味為鹼，在志為恐，恐傷腎，思勝恐，寒傷血，燥勝寒，鹼傷血，甘勝鹹。

故曰：天地者萬物之上下也，陰陽者血氣之男女也，左右者陰陽之道路也，水火者陰陽之徵兆也，陰陽者萬物之能始也。

◆透視術

透視術可分為近距透視（幾十里）、中距透視（幾百里）、和遠距透視（幾千里以上）三種，這是與被透視者的距離來分的。當然，你沒辦法直接看到千里之外的東西，而是利用感應原理將畫面呈現在你眼前，然後加以判斷。高階氣功的透視測試，能將隔牆之外的病患骨折接好，或腫瘤消失。

◆黃帝內經氣功

黃帝內經氣功入門可分為四個階段，分述如後：

第一階段名為「四氣調神」：選擇沙發或者床沿坐下，邊緣剛好是大腿一半的位置，兩手放在大腿接近膝蓋的地方，掌心相向，兩腳自然的踩在地上，最好是穿著輕巧的拖鞋，身體維持自然自在，完全放鬆。雙眼微張，舌尖輕抵上顎，採用自然呼吸，開始時可緩可急，可輕可重，一切以習慣自然為原則，接著呼吸逐漸變成緩慢無力的狀態。吸氣時，陰氣從水穀之海進入任脈，呼氣時，陽氣從髓海進入督脈，任督二脈會有感覺出來，千萬記住，這是感應式傳導，所以沒有流動的感覺，只要意守任督二脈就好，而且最後必須做到呼吸、意念、身體都變成無力的狀態。如此每天修練一次，大約二十分鐘。

第二階段名為「生氣通天」：在全身放鬆無力狀態之下，藉著陰陽氣的力量，雙手開始慢慢的飄浮起來，離開大腿，分別向左右上方張開。接著身體微微向後仰，雙腿也緩緩伸直飄浮起來，也分別向左右上方張開，這是不自主完全無力的狀態所產生的一個陰陽氣動現象，此時只有下腰部著床，四肢飄浮就像在飛翔。沒多久，或者更久，雙腿緩緩不自主放下，貼近地上，然後慢慢彎曲回到原來位置，接著雙手也緩緩不自主放下，回到原來位置。如此重複動作循環五次。

第三階段名為「反璞歸真」：四肢飄浮起來在飛翔，身體往後仰，變成背下部胸脊著床，腳上頭下，沒多久，或者更久，下肢緩緩不自主放下，腹肌收縮變緊，身體同時坐起，接著四肢回復原位。如此重複動作循環五次。

第四階段名為「上古天真」：重複第二階段「生氣通天」動作循環五次。這是身體飄浮起來的契機，成功的機會與修練的年歲成正比。

練功記事（十七）：有個想法必須進行，站立，雙手自然下垂，意守任督二脈，此時上肢飄浮起來至左右與肩齊，上肢周圍充滿了氣足足有十公分厚，用意念可支配其行動，此乃發功的契機，可由勞宮穴或指尖發氣；也可以手掌的相關對應位置給病患診斷病情，但這只是基本的、低階的功夫。

◆四海十二經水

「內經靈樞經水篇」提到十二經水在人體的分布情形，顯然這是針對靈魂而言，這種超覺觀念在「內經」裡處處可見，因為江河之水最終大都會流入大海，四海十二經水就很自然的湊在一起了。當我們練功時，四海十二經水是儲藏氣的地方，就像江水一樣經常流動，練功就是在練四海十二經水的吞吐量，吞吐量越大，功力就越深。平常未發功時，四海十二經水的氣剛好與十一官的氣平衡;當發功時四海十二經水的氣會從任督二脈流入而增加，全身像是膨脹了一樣。

練功記事（十八）：繼續進行實驗，站立，雙手自然下垂，意守任督二脈，上肢飄浮起來至左右與肩齊，用意念令左右手臂向身體前方中央移動，頭頂強大氣感壓力出現，突生頭暈，馬上意守任督二脈收功，緩慢散步後才平靜，是否移動太快所致?隔日再練，緩慢移動，也一樣發生同樣的情形，可見手臂移動的方向必須與氣感的方向一致。

練功記事（十九）：繼續進行實驗，由於手臂移動的方向必須與氣感的方向一致，站立後，雙手自然下垂，意守任督二脈，用意念命令左右手臂向身體前方移動不自主飄浮起來，一直到頭頂，然後向左右兩邊畫個圓圈緩緩不自主飄下，接著試圖再做一遍，結果左右手臂向身體前方移動，不自主飄浮到一半時就停住，於是雙手自然飄下到原始點，改由右手向右前方緩緩不自主飄出，然後左手向左前方緩緩不自主飄出，然後右腿舉起，雙手緩緩不自主飄回胸前，再緩緩一起向前方不自主飄出，同時右腿也緩緩一起向前方跨出，縮左腿併右腿站立，雙手緩緩不自主飄回胸前，然後雙手自然飄下到原始點，意守任督二脈收功，這一套類似太極拳的打法，就沒有發生頭頂強大氣感壓力出現頭暈的情形，可見一套拳法必須吻合氣感的方向，才能虎虎生風。這也驗證了發功時氣場應力的存在，左右手臂的動作必須順從氣感方向，而且是否只能配合慢打而不能快打，那就必須更進一步歷練了。

◆黃帝內經掌法

想不到一本中醫古籍《黃帝內經》裡面蘊藏了一套氣功和一套掌法，經發現後無意私藏，遂公諸於世，希望對世人有益，養身保健，延年益壽，大家善心善念，和善相處，愛心互助，相忍而活，快樂過日子。對於傷害人體，危害他人者，實為社會倫常敗壞之過，個人靈魂不清不敬之罪了。靈魂是真，十八層地獄也是真，氣功的故鄉在靈魂，靈魂的極樂有佛光。

「黃帝內經掌」與太極拳是不同的，大家練太極拳先練拳法招式，一招一式不容更改，一直練到氣出現，要看個人造化。「黃帝內經掌」是先練「黃帝內經氣功」完成後自然發展出來的。「黃帝內經掌」起勢，兩腳分開與肩齊站立後，雙手自然下垂，意守任督二脈，用意念導引左右手臂向身體前方移動不自主飄浮起來，一直飄浮到頭頂左右上方，然後向左右兩邊畫個圓圈緩緩不自主飄下，然後兩掌緩緩不自主飄上胸前，此時順著兩掌飄浮的方向，頭身跟掌，彎膝半蹲跨步隨行，全身有氣感，飄然行掌，愛打多久就打多久，收功時，兩腳回至與肩齊站立，雙手自然下垂，意守任督二脈，緩慢吐納三次既可。

練功記事（二十）：以後練功的安排，早晨打「黃帝內經掌法」二十分鐘，晚上修練「黃帝內經氣功」二十分鐘。

練功記事（二十一）：「黃帝內經掌法」以氣為先，越來越有心得。身體左轉右轉都有氣帶動，胸前雙掌推雲手順氣而為，輕輕打來，緩緩飄走，有如行雲流水般，卻不知不覺汗流浹背，然而招式隨意，人人各自不同而有所別了。

◆經絡阻塞

細胞受到刺激會產生壓力而傷害，刺激有很多種，就像水，愈到寒冷的冬天會結成冰雪，卻在高熱之下沸騰。氣有個特性遇到冰寒會凝集不動，遇到高熱會沸揚亂竄。例如食物中有個成分會產生類似冰寒的刺激，人體吸收後，細胞受到刺激會產生壓力而傷害，而聯絡細胞的絡脈之氣遇到冰寒會凝集不動，靈魂的訊息無法到達細胞，細胞就會死亡或發生變化。反之，食物中有個成分會產生類似高熱的刺激，人體吸收後，細胞受到刺激會產生壓力而傷害，而聯絡細胞的絡脈之氣遇到高熱會沸揚亂竄造成擁擠，靈魂的訊息也無法到達細胞，細胞也會死亡或發生變化。日子一久發病部位的某些絡脈之氣變少了，而經脈之氣卻越積，回堵得越多，造成「經脈實絡脈虛」的情形；或者發病部位的某些絡脈之氣變多了，而經脈之氣卻越來越少，造成「經脈虛絡脈實」的情形。平常練功時，吸陰呼陽的功夫無法改變「經脈實絡脈虛」或「經脈虛絡脈實」的情形，必須用導引之術才能改善。

◆陰陽離合

陰與陽在人體靈魂的分布量是相等的，換言之，陰子和陽子的含量是一樣的。而且陰陽有個特性：「陽生陰長，陽殺陰藏」，當外來刺激給陰陽壓力就會造成傷害，例如七情六慾心理障礙會讓陰陽消長，產生陽盛陰虛，陰盛陽虛的情形。此時陰陽發生離合的狀況，某些陽受不了刺激躲到陰處變成了陰，或某些陽受到刺激勢兇而併了某些陰。修練氣功時，吸陰呼陽的功夫可以補救輕微的症狀，但嚴重時必須靠導引。

◆臟腑生剋

臟腑細胞受到刺激而傷害，發生機能障礙，久之十一官消長，形成臟腑相生或相剋的現象。這種情形大都發生在疾病的末期，氣功治療僅能半生半死。

練功記事（二十二）：偶然在大賣場買了一瓶義大利出產的加了檸檬的橄欖油，準備涼拌小黃瓜用。晚餐大快朵頤後隔日舌尖生瘡，破了一個小洞，當然痛啦，舌頭繞不順讓聲音變了調，吃東西像喝急湯般，怪慘的；這些就別提了，卻要思考一個問題，為什麼會是舌尖？而不是別處？當然了，刺激來自加了檸檬的橄欖油，直接浸泡活細胞的生化實驗雖不得而知，但吸收過程是可以知道的。這個油到達小腸經膽汁消化分解，然後進入血管後就開始與細胞接觸，全身掌管細胞的絡脈由於適應性的認定而有所不同，我這個老軀殼先天脾腎較弱，就把這個油辨識認定為一種高溫刺激，舌頭成了習慣性的好發部位，因為脾腎經脈由足部起始，造成經脈虛絡脈實，運氣療法從湧泉穴吸入真氣，導入勞宮穴發出，次日痛減，好了七八分。

◆六經辨證

太陽、陽明、少陽、太陰、少陰、厥陰合稱六經，以此診斷病情謂之六經辨證。然而六經位於何處？其結構如何？除了參考《腦經絡細胞論》一書外，還要認清三個問題：

1. 六經不是十二經脈

「素問陰陽離合論篇」提到：聖人南面而立，前曰廣明，後曰太衝，太衝之地名曰少陰，少陰之上名曰太陽，廣明之下名曰太陰，太陰之前名曰陽明，太陰之後名曰少陰，少陰之前名日厥陰，厥陰之表名日少陽。……可見六經不是十二經脈。

2. 六經是靈魂本體十一官的基本結構成分

「素問五運行大論篇」提到：天地之動靜，神明為之紀，陰陽之升降，寒暑彰其兆。所謂上下者，歲上下見陰陽之所在也，左右者諸上見厥陰，左少陰右太陽；見少陰，左太陰右厥陰；見太陰，左少陽右少陰；見少陽，左陽明右太陰；見陽明，左太陽右少陽；見太陽，左厥陰右陽明；所謂面北而命其位言其見也。厥陰在上則少陽在下，左陽明右太陰；少陰在上則陽明在下，左太陽右少陽；太陰在上則太陽在下，左厥陰右陽明；少陽在上則厥陰在下，左少陰右太陽；陽明在上則少陰在下，左太陰右厥陰；太陽在上則太陰在下，左少陽右少陰；所謂面南而命其位言其見也。……神明指的是靈魂本體十一官，陰陽指的是六經。

3. 六經會產生刺激傷害細胞

這個刺激有六種，即風、寒、熱、濕、燥、火等六淫。「素問六微旨大論篇」提到：少陽之上火氣治之，陽明之上燥氣治之，太陽之上寒氣治之，厥陰之上風氣治之，少陰之上熱氣治之，太陰之上濕氣治之。……六經受到刺激傷害會釋出六氣，再刺激傷害到細胞。

六淫對細胞所造成的傷害為：

風——諸風掉眩、諸暴強直。

熱——諸痛痒瘡、諸脹腹大、諸病有聲鼓之如鼓、諸轉反戾水液渾濁、諸嘔吐酸暴注下迫。

火——諸熱瞀瘛、諸禁鼓慄如喪神守、諸逆衝上、諸躁狂越、諸病胕腫疼酸驚駭。

濕——諸濕腫滿、諸痙項強。

燥——諸氣膹鬱、諸痿喘嘔。

寒——諸寒收引、諸厥固泄、諸病水液澄澈清冷。

由上所述，氣功治療要如何配合六經辨證是個重要課題。根據「素問熱論篇」所云：傷寒一日太陽受之，故頭項痛腰脊強；二日陽明受之，故身熱目疼而鼻乾不得臥也；三日少陽受之，故胸脅痛而耳聾；四日太陰受之，故腹滿而嗌乾；五日少陰受之，故口燥舌乾而渴；六日厥陰受之，故煩滿而囊縮。

◆奇經八脈

人體獨特的功能性器官與奇經八脈有關者如下：

督脈：腦下腺、松果腺

任脈：性腺

衝脈：胸腺

帶脈：腎上線

陽蹻脈：交感神經

陰蹻脈：副交感神經

陽維脈：扁桃腺、舌下腺、耳下腺

陰維脈：甲狀腺

練功記事（二十三）：進階的「黃帝內經氣功」向前更進一步修練，除了第一階段開始和第四階段收功時手腳著地或接觸大腿以外，全部過程手腳都是懸空的。但是修練者必須四個階段都熟練了，才可修練進階的「黃帝內經氣功」。

練功記事（二十四）：今天傍晚五點，陰天，微風，打完黃帝內經掌，調息收功時，有個重大發現，身體前方出現白色的霧氣，向外擴散大約一公尺左右才消失，有兩種輻射形式混雜其中，一為直線群，一為波浪群，初步認定是「氣」。

◆氣的真相？

昨天打完黃帝內經掌，調息收功時，發現身體前方出現白色的霧氣，向外擴散大約一公尺左右才消失，觀察有兩種輻射形式混雜其中，一為直線群，一為波浪群，這是「氣」存在的一個事證。表面上看來，「氣」好像不是感應傳導，但是仔細分析可知，因為我們四周都是空氣，也充滿了「氣」，我們肉眼無法看到，然而「氣」感應傳導在空氣中，空氣被吸附在「氣」上，形成白色的霧氣，隨著「氣」的感應傳導輻射移動而讓我們肉眼看到，這是一個科學無法解釋的神秘現象。按照《腦經絡細胞論》所說，我們四周都是陰陽子，而「陽主動，陰主靜」，當感應傳導發生時，「陽」的感應傳導形成波浪群，「陰」的感應傳導形成直線群。至於為什麼是白色?可能與光線折射有關。

◆硬氣功

最近不論有沒有練氣，任何時候都可觀察到身上發出的外氣，而且氣的走向不受風吹的影響而改變，這讓我想到噴射推力？抑或陰陽領域與物質領域有所別？這個現象科學家應該很有興趣。當我練完氣功，手掌和腳掌都有刺脹的感覺，平常運氣時，氣可到達意想之處，這讓我又想到武術界的硬氣功。因為外氣是存在的，當內氣達到一定的程度時，外氣的力道是可以預期的。當我行走時，如果運氣，就可嘗試行雲流水的快感。鐵砂掌，摧心掌，螳螂腿，鐵頭功……等等，可能真有其事了。

◆四時之脈

今晨修練完氣功，神清氣爽，度步庭院中，深感《黃帝內經》中醫理論艱深博大，醫學至理無私無我盡公諸於世了，但是離聖久遠，畢其一生也難參透全貌；雖然歷代醫學論述無數，惟其中有關「四時之脈」至今仍是疑雲重重。何也？「經云：春脈弦，夏脈鉤，秋脈毛，冬脈石。」而以此脈象判斷疾病之太過或不足。自古以來如何運用在臨床上，卻祕而不宣？以現代觀點論之，春夏秋冬應為四類疾病，弦鉤毛石為四類疾病的對應脈象。春為外邪感染疾病，夏為虛實病，秋為精神病，石為不虛不實病。如果病毒細菌感染發燒當出現弦脈；如果血栓造成心肌梗塞或中風當出現鉤脈，如果精神分裂或憂鬱症當出現毛脈；如果患腫瘤或尿毒當出現石脈；以上僅提數端，請推而廣之。一位氣功師是不把脈的，而以觀色來判斷四類疾病，因此，春色青，夏色赤，秋色白，冬色黑，其他就不用一一贅述了。修練氣功為了強身健體，或者欲窺武術的堂奧，雖然與醫理無關，但是碰到疾病卻徒呼空有一身功夫，也難怪現代人修練氣功大都要探詢疾病的氣功療法，然而四類疾病都無法分辨，又何談治療？

練功記事（二十五）：子不言怪力亂神，孔子排斥氣功嗎？就像一個科學家不相信無法實證的事物，如果詭辯起來就會沒完沒了。最近發覺雙眼能發出陰陽氣，但是卻沒有看到陰陽界的任何事物，是否功力太淺？有待日後驗證了。也不知道是那一晚，四點左右，驚醒睡不寧煩躁悶熱，無意起而坐練氣功，事後緩步於客廳，突然感應到年約二十的年輕佛尊站立在旁，身高巨大有十五層樓，少林出家裝扮，淡藍衫，一塵不染，白色布襪約五層樓高，眉清目秀，和藹微笑視我，沒多久飄身而去。這不是雙眼直接看到，而是身旁側影感應，當場感恩師尊降臨。

◆陰陽氣的時空操作

陰陽氣可以依循一定的規則控制時間和空間，聽起來非常匪夷所思，很不科學。但是超科學的理論沒辦法證明，此乃科學之罪，非我中華民族偉大祖先之罪吧。為什麼說超科學呢？因為超科學的《黃帝內經》將「陰陽氣的時空操作」發揮得淋漓盡致。首先，《黃帝內經》認為時間和空間都是由陰陽氣能量單位組成，時間能是天干：甲乙丙丁戊己庚辛壬癸；和地支：子丑寅卯辰巳午未申酉戌亥等二十二種陰陽能量單位組成。空間能是由八卦：乾兌離震坤艮坎巽等八種陰陽能量單位組成。時間能依五行生剋和六合沖合刑害的規則變化，空間能依八卦延伸六十四卦，一直到無限個不同空間。陰陽氣如何在人體進行時空操作，可以參考《腦經絡細胞論》，這裡藉陰陽氣的時空操作與命理的關係做個說明。

自古以來，國人自出生就喜歡批個八字，也有八卦測字算命之類，就是從來沒人懷疑八個字怎能斷定一個人的命運？依據在那裡？還有，同一個時辰出生的人卻是不一樣的命運？既使運用剖腹產看好日子出生又如何？……不管如何，信者恆信，而且準確度還滿高的。

其實在我們靈魂深處有個心官，是個能量發動機，天干地支二十二種能量就在那裡，出生八字的時間能特別敏感，會主宰與外界事物的對應關係，從而產生五行生剋和六合沖合刑害，陰陽氣的時空操作發揮作用，就會影響命運人生。太陽系有一定的時空流年，也會與出生八字的時間能相互感應，因此，八字控制了人生禍福，有福者需珍惜，無福莫自哀，安天樂命是也。由於日主（日柱天干）有衰旺，會受人、地、方位各種影響其衰旺等級，既使在同年同月同日同時生，也會命運不同了。

◆八卦初步體驗

「八卦空間能」與修練氣功有關係嗎？當然有很大關聯，其為修練氣功時能量轉換的關鍵，而且如果想研究武術，也有可能用得上。再說，這一代無法突破氣功的瓶頸，下一代也都必須熟悉八卦觀念，再接再厲，發揚氣功。一般人對八卦的看法是艱深難懂，無法入門，今天死背，明天又忘了。下面乃粗淺的八卦初步：

太極生兩儀，兩儀生四象，四象生八卦。

先從符號開始，「⚊」為陽爻，「⚋」為陰爻，是為兩儀。

三爻為一卦，上爻為天，中爻為人，下爻為地。乾兌離震為陽卦，坤艮坎巽為陰卦，每卦之三爻從下往上畫符號，乾卦三爻皆為陽爻，兌卦之上爻為陰爻，中下爻皆為陽爻，離卦之中爻為陰爻，上下爻皆為陽爻，震卦之下爻為陽爻，上中爻皆為陰爻；因此乾兌離震等陽卦之陽爻數順次為3221。坤卦三爻皆為陰爻，艮卦之上爻為陽爻，中下爻皆為陰爻，坎卦之中爻為陽爻，上下爻皆為陰爻，巽卦之下爻為陰爻，上中爻皆為陽爻；因此坤艮坎巽等陰卦之陰爻數順次為3221。

這就是先天八卦了，另有後天八卦請自行研究。

接著了解八卦的卦數和方位：河圖出土，明示38位東方，49位南方，27位西方，16位北方，50位中央。因此，乾9兌7離3震1等陽卦為奇數；坤6艮8坎2巽4等陰卦為偶數。而乾正南，坤正北，離正東，坎正西，兌東南，震東北，艮西北，巽西南。

八卦卦名如此絕妙，如非至聖大智無以為之，乾天也，兌更換，離分開，震動搖，坤地也，艮限止，坎低下，巽謙卑；也就是說，宇宙有兩種力量，陽剛的天可以隨意的轉換，分開任何事物，造成非常恐怖的震爆；而陰柔的地會壓抑百態，有很多低下的地方，雖然高高在上卻容納了萬物。也可以說，一個不尋常的人能忍常人之所不能忍，可以限制自己的行為，可以忍受低賤的羞辱，謙卑得能容百川，但是做大事的時機到來，憑著毅力不搖的決心去改變一切，該犧牲的就會犧牲，天搖地動，殺聲震天，撼動了世界。這讓人想到孫子兵法所說：疾如風，靜如林，侵掠如火，不動如山。這是「八卦空間能」的現實版吧。

道，有德者居之，仁者愛之，聖者變之，巧者借之，有緣者惜之也。

◆氣功與腦

腦是人類的生命中樞，人的所有動作會透過神經肌肉骨骼的傳導由腦發出命令來完成。氣功的所有動作也一樣，沒有腦的指令將沒辦法發揮，所以氣功是陰陽氣對腦所下達的指令而產生的動作。靜坐時腦下達保持不動的「動」的指令，使肌肉骨骼維持一定的張力，當陰陽氣一天天壯大，氣功的動作會一天天強大，當運氣發功時腦扮演關鍵的角色。

修練氣功從另一個角度而言，可以說是在修練腦與陰陽氣的連結。修練「黃帝內經氣功」時手腳漂浮的動作就是陰陽氣對腦所下達的指令而產生的動作，所以陰陽氣必須足夠強大對腦下達指令。在《腦經絡細胞論》中提到腦的「形神接合器」談及陰陽氣是如何與腦傳導的。

雖然「身體飄浮術」尚未達成，而且從槓桿原理可知，腦是無法透過神經肌肉骨骼的傳導來命令身體飄浮起來的。因此「身體飄浮術」必須像磁浮列車一樣，設法抵銷重力，強化陰陽氣的力道；當陰陽氣能抵銷地球的重力時，身體就會自然飄浮起來，而且腦可以控制上下，可能吧？祝福大家。

◆八卦空間能的醫學理論與運用

苦於「身體飄浮術」沒有進展，心想是否了解了八卦空間能的基本思想，就會發覺八卦空間能所堆積出來的各種空間能是有規律的，六十四卦是八卦中任兩卦的組合，另還有三卦組合、四卦組合、五卦組合、六卦組合、七卦組合、八卦組合等，設計出錯綜複雜，變化萬千的宇宙能量。中醫理論是世界上唯一採用八卦思想的醫學，由於充滿了神秘色彩，現正被世界主流醫學排擠中，究其原因在於中醫理論不夠透明，不能讓世人信服，因此除了加強療效之外，發揚氣功也是必要手段。今提出八卦空間能的醫學探討，從《黃帝內經》有關八卦空間能的醫學論述、《黃帝內經》的免疫思想、和八卦空間能的臨床運用等分別說明如下：

一、《黃帝內經》有關八卦空間能的醫學論述

「靈樞・九宮八風篇」云：太一常以冬至之日居葉蟄之宮四十六日，明日居天留四十六日，明日居倉門四十六日，明日居陰洛四十五日，明日居天宮四十六日，明日居玄委四十六日，明日居倉果四十六日，明日居新洛四十五日，明日復居葉蟄之宮曰冬至矣。太一日游以冬至之日，居葉蟄之宮，數所在之日，從一處至九日，復反於常，一如是，無已終而復始。太一移日，天必應之以風雨。以其日風雨則吉，歲美民安少病矣。先之則多雨，後之則多汗。太一在冬至之日有變，占在君；太一在春分之日有變，占在相；太一在中宮之日有變，占在吏；太一在秋分之日有變，占在將；太一在夏至之日有變，占在百姓。所謂有變者，太一居五宮之日病，風折樹木揚沙石，各以其所主占貴賤，因視風所來而占之。風從其所居之鄉來為實風，主生長養萬物；從其衝後來為虛風，傷人者也，主殺害者謹候虛風而避之。故聖人日避虛邪之道如避矢石，然邪弗能害，此之謂也。是故太一入徙立於中宮，乃朝八風以占吉凶也。風雨南方來名曰大弱風，其傷人也內舍於心，外在於脈氣，主熱。風從西南方來名曰謀風，其傷人也內舍於脾，外在於肌，其氣主為弱。

風從西方來名曰剛風，其傷人也內舍於肺，外在於皮膚，其氣主為燥。風從西北方來名曰折風，其傷人也內舍於小腸，外在於手太陽脈，脈絕則溢，脈閉則結不通，善暴死。風從北方來名曰大剛風，其傷人也內舍於腎，外在於骨與肩背之膂筋，其氣主為寒也。風從東北方來名曰凶風，其傷人也內舍於大腸，外在於兩脅腋骨下其肢節。風從東方來名曰嬰兒風，其傷人也內舍於肝，外在於筋紐，其氣主為身濕。風從東南方來名曰弱風，其傷人也內舍於胃，外在肌肉，其氣王體重。此八風皆從其虛之鄉來，乃能病人。三虛相搏則為暴病卒死，兩實一虛病則為淋露寒熱，犯其雨濕之地則為痿。故聖人避風如避矢石焉，其有三虛而偏中于邪風，則為擊骨偏枯矣。

文中以八卦方位各司其主而產生的八卦空間能名曰八風，從其虛之鄉來，乃能病人，內附有圖表明示八卦卦名及方位卦數和節氣。又「素問：八正神明論篇」云：八正者所以候八風之虛邪，以時至者也，四時者所以分春夏秋冬之氣所在，以時調之也。八正之虛邪而避之勿犯也，以身之虛而逢天之虛，兩虛相感，其氣至骨，入則傷五臟。又「素問：金匱真言論篇」云：天有八風，經有五風：八風發邪以為經風，觸五臟邪氣發病。

可見八風是虛邪，因為人身體虛，抵抗力弱，外邪病毒才會侵入，而八正指的就是免疫系統。因此八風以八卦空間能的組合特性所產生的免疫機轉變化就是治療的契機。換言之，八卦空間能可以激活免疫功能，只要找出人體八卦空間能的相關穴道或藥物就可治療外邪感染的部分疾病，這是著重在病毒感染方面，至於其他細菌微生物的感染就必須由五行六合時間能著手，從白血球、淋巴球等質量的強化進行治療。

二、《黃帝內經》的免疫思想

「素問：刺法論」云：黃帝曰：余聞五疫之至，皆相染易，無問大小，病狀相似，不施救療如何？可得不相移易者？歧伯曰：不相染者正氣存內，邪不可干，避其毒氣，天化從來，復得其往，氣出於腦，即不邪干，氣出於腦即室，先想心如日，欲將入於疫室，先想青氣自肝而出，左行於東，化作林木，次想白氣自肺而出，右行於西，化作戈甲，次想赤氣自心而出，南行於上，化作燄明，次想黑氣自腎而出，北行於下，化作水，次想黃氣自脾而出，存於中央，化作土，五氣護身之畢，以想頭上如北斗之煌煌，然後可入於疫室。……（餘詳內經原文）

文中提到免疫的方法，主要是從氣功的層次去進行，在那個時代沒有抗體抗原理論而有此定見，這就是超科學吧。

三、八卦空間能的臨床運用

為了要找出人體八卦空間能的相關穴道，古代先賢已有成就，略述如下：

「難經」八會：府會中脘，臟會章門，筋會陽陵泉，髓會絕骨，血會膈俞，骨會大抒，脈會太淵，氣會膻中，謂熱病在內者取之。

靈龜八法：公孫通衝脈，內關通陰維，後谿通督脈，申脈通陽蹻，臨泣通帶脈，外關通陽維，列缺通任脈，照海通陰蹻。

以上八會八法是否能發揮八卦空間能的功效，那就見仁見智了，希望大家能有所突破，造福眾生。

練功記事（二十六）：臀部運氣不足？當意守任督二脈時，試著從長強穴呼吸陰陽氣以增強內氣，唉，真的是欲速則不達，修練氣功千萬別心急，因為闖大禍了。當晚洗澡時突然發現左臀有一表皮硬塊如鴨蛋大，上有十幾顆泡泡，略微疼痛，沒想到走火的反應會如此迅速，除了大吃一驚之外，也只有暫時觀察，等到明天病情發展如何再做打算，看看氣功日課可否糾正回來，而且也難得碰到這種病例，想用氣功實驗治療。沒想到第二天病情更加嚴重，皰疹從左臀部蔓衍到肛門邊及左陰囊根部，左陰莖根部也發現好幾個泡泡，左膝內側及左小腹至左大腿上前方之皮部刺痛，這應該是帶狀皰疹，如果沒有處理好，就會蔓衍到所有皮部刺痛的部位，那樣災情就慘重了。此次禍因應該是從長強穴呼吸陰陽氣使督脈受傷，而免疫系統露出破綻，病毒趁虛而入，造成帶狀皰疹。帶狀皰疹是個難治頑固的疾病，而且疼痛難忍，往往會傷到神經末梢造成後遺症，因此不可等閒視之。診視病發部位，乃肝脾腎走向之絡實經虛，兩尺出現弦脈，左膀胱陽實，右胃平石，當瀉左束骨穴，補維道穴、太白穴，瀉章門穴、公孫穴，於每日早晚修練氣功時，以氣導引之，堅持不用其他藥物治療。先是膝痛消失，接著左小腹至左大腿上前方之皮部刺痛也消失，皰疹範圍也縮小，結痂脫落，皮硬消失，最後剩臀部到痊癒。就這樣折騰了一個星期，也獲得了寶貴經驗。

◆治標與治本

氣功在養生保健需要引氣導引的，只要按部就班做完功課就行了。但是氣功也不是萬能，如果生上來說了急病就必須到醫院治療，所以有人說氣功只能治小病不能治大病，也有人患了絕症在主流醫學之外尋求氣功治療，但也不是百分百治好，也就是說氣功也有他的極限，因為病入膏肓時氣功也是無能為力的，不然就是治法上的出入吧。《黃帝內經》非常強調病有治本而得者，有治標而得者，有治標本而得者，有治中氣而得者四種治法，其中治中氣就是在養生保健上來說的，就是修練氣功按部就班做功是無課是可以治癒一部分疾病。如果要治標治本就必須要用引氣導引的方法，所謂引氣導引的方法就是運用時空能量的理論來進行。

三、黃帝內經氣功之深度修行

黃帝內經氣功入門後，深度修行是有必要的，而且必須持之以恆。以下是修行的項目：

1. **激活九宮八風**：當靜坐完成起身至客廳或空地，緩步行走來回各九步。心想飄浮雙手掌心向下與地面平行，順九步雙手掌順時針畫圓，逆九步雙手掌逆時針畫圓；心想東南西北八風緩慢旋轉與手掌同行，一順一逆，當與任督二脈呼吸同步。每日一次激活有感氣流即可。

2. **激活會陰**：身躺平行功至雙腿飄浮時以雙手中指疊壓會陰穴略感痛120下。激活時如核塊般發光。

3. **激活中氣中脈百會**：中氣又叫中脈，從百會穴沿脊椎內側上行至百會穴。當會陰激活後，身向南方或北方站立，心想心如日，頭頂百會穴發光，東南西北八風方位氣感發功，氣行全身，中脈現五色。

4. **修行目標**：會陰是氣功的基，宗氣是氣功的本，百會是氣功的體，任督中脈是氣功的身。百會發光有如天氣，故天氣清淨光明者也，藏德不止故不下也。黃帝內經氣功成道者氣貫全身整日不止不下，東南西北八風環繞，視聽八達之外，游行天地之間也。

第四篇　腦經

虛靜為保。

四氣調神。

春生夏長秋收冬藏。

春以胃氣為本，夏以胃氣為本，秋以胃氣為本，冬以胃氣為本。

一日治神，二日知養身，三日知毒藥為真，四日制砭石小大，五日知府藏血氣之診。

五法俱立，各有所先。

因天之序，盛虛之時，移光定位，正立而待之。

法天則地，合以天光。

凡刺之法，必候日月星辰四時八正之氣，氣定，乃刺之。

星辰者，所以制日月之行也。八正者，所以候八風之虛邪，以時至者也。四時者，所以分春秋冬夏之氣所在，以時調之也，八正之虛邪，而避之勿犯也。以身之虛，而逢天之虛，兩虛相感，其氣至骨，入則傷五藏，工候救之，弗能傷也，故日：天忌不可不知也。

形乎形，目冥冥，問其所病，索之於經，慧然在前，按之不得，不知其情，故曰形。神乎神，耳不聞，目明心開，而志先，慧然獨悟，口弗能言，俱視獨見，適若昏，昭然獨明，若風吹雲，故曰神。

提挈天地，把握陰陽，呼吸精氣，獨立守神，肌肉若一，此其道生。

淳德全道，和於陰陽，調於四時，積精全神，游行天地之間，視聽八達之外。

處天地之和，從八風之理，法則天地，象似日月，辨列星辰，逆從陰陽，分別四時，合同於道時。

天氣，清淨光明者也，藏德不止，故不下也。天明則日月不明。

夫四時陰陽者，萬物之根本也。所以聖人春夏養陽，秋冬養陰，以從其根，故與萬物沈浮於生長之門。

夫自古通天者生之本，本於陰陽天地之間，六合之內，其氣九州九竅五藏十二節，皆通乎天氣。其生五，其氣三。

聖人傳精神，服天氣，而通神明。

天運當以日光明。

天有八風，經有五風，八風發邪，以為經風。

春勝長夏，長夏勝冬，冬勝夏，夏勝秋，秋勝春，所謂四時之勝也。

東方青色，入通於肝，開竅於目，藏精於肝，其病發驚駭，其味酸，其類草木，其畜雞，其穀麥，其應四時，上為歲星，是以春氣在頭也，其音角，其數八，是以知病之在筋也，其臭臊。南方赤色，入通於心，開竅於耳，藏精於心，故病在五藏，其味苦，其類火，其畜羊，其穀黍，其應四時，上為熒惑星，是以知病之在脈也，其音徵，其數七，其臭焦。中央黃色，入通於脾，開竅於口，藏精於脾，故病在舌本，其味甘，其類土，其畜牛，其穀稷，其應四時，上為鎮星，是以知病之在肉也，其音宮，其數五，其臭香。西方白色，入通於肺，開竅於鼻，藏精於肺，故病在背，其味辛，其類金，其畜馬，其穀稻，其應四時，上為太白星，是以知病之在皮毛也，其音商，其數九，其臭腥。北方黑色，入通於腎，開竅於二陰，藏精於腎，故病在谿，其味鹹，其類水，其畜彘，其穀豆，其應四時，上為辰星，是以知病之在骨也，其音羽，其數六，其臭腐。

陰陽者，天地之道也，萬物之綱紀，變化之父母，生殺之本始，神明之府也，積陽為天，積陰為地。陰靜陽躁，陽生陰長，陽殺陰藏。陽化氣，陰成形。故清陽為天，濁陰為地；地氣上為雲，天氣下為雨；雨出地氣，雲出天氣。

七損八益，知之則強，不知則老，故同出而名異耳。智者察同，愚者察異，愚者不足，智者有餘，有餘則耳目聰明，身體輕強，老者復壯，壯者益治。是以聖人為無為之事，樂恬憺之能，從欲快志於虛无之守，故壽命无窮，與天地終，此聖人之治身也。

天不足西北，故西北方陰也，而人右耳目不如左明也。地不滿東南，故東南方陽也，而人左手足不如右強也。東方陽也，陽者其精并於上，并於上，則上明而下虛，故使耳目聰明，而手足不便也。西方陰也，陰者其精并於下，并於下，則下盛而上虛，故其耳目不聰明，而手足便也。故俱感於邪，其在上則右甚，在下則左甚，此天地陰陽所不能全也，故邪居之。故天有精，地有形，天有八紀，地有五里，故能為萬物之父母。清陽上天，濁陰歸地，是故天地之動靜，神明為之綱紀，故能以生長收藏，終而復始，惟賢人上配天以養頭，下象地以養足，中傍人事以養五藏。天氣通於肺，地氣通於嗌，風氣通於肝，雷氣通於心，谷氣通於脾，雨氣通於腎。六經為川，腸胃為海，九竅為水注之氣。以天地為之陰陽，陽之汗，以天地之雨名之；陽之氣，以天地之疾風名之。暴氣象雷，逆氣象陽。故治不法天之紀，不用地之理，則災害至矣。

聖人南面而立，前曰廣明，後曰太衝，太衝之地，名曰少陰，少陰之上，名曰太陽，太陽根起於至陰，結於命門，名曰陰中之陽。中身而上，名曰廣明，廣明之下，名曰太陰，太陰之前，名曰陽明，陽明根起於厲兌，名曰陰中之陽。厥陰之表，名曰少陽，少陽根起於竅陰，名曰陰中之少陽。是故三陽之離合也，太陽為開，陽明為闔，少陽為樞。三經者，不得相失也，搏而勿浮，命曰一陽。外者為陽，內者為陰，然則中為陰，其衝在下，名曰太陰，太陰根起於隱白，名曰陰中之陰。太陰之後，名曰少陰，少陰根起於涌泉，名曰陰中之少陰。少陰之前，名曰厥陰，厥陰根起於大敦，陰之絕陽，名曰陰之絕陰。是故三陰之離合也，太陰為開，厥陰為闔，少陰為樞。三經者，不得相失也。搏而勿沈，名曰一陰。陰陽53陰陽𩓐𩓐，積傳為一周，氣裏形表而為相成也。

人有四經十二從，四經應四時，十二從應十二月，十二月應十二脈。脈有陰陽，知陽者知陰，知陰者知陽。凡陽有五，五五二十五陽。

心者，君主之官也，神明出焉。肺者，相傅之官，治節出焉。肝者，將軍之官，謀慮出焉。膽者，中正之官，決斷出焉。膻中者，臣使之官，喜樂出焉。脾胃者，倉廩之官，五味出焉。大腸者，傳道之官，變化出焉。小腸者，受盛之官，化物出焉。腎者，作強之官，伎巧出焉。三焦者，決瀆之官，水道出焉。膀胱者，州都之官，津液藏焉，氣化則能出矣。

天以六六為節，地以九九制會，天有十日，日六竟而周甲，甲六復而終歲，三百六十日法也。夫自古通天者，生之本，本於陰陽。其氣九州九竅，皆通乎天氣。故其生五，其氣三，三而成天，三而成地，三而成人，三而三之，合則為九，九分為九野，九野為九藏，故形藏四，神藏五，合為九藏以應之也。

五日謂之候，三候謂之氣，六氣謂之時，四時謂之歲，而各從其主治焉。五運相襲，而皆治之，終朞之日，周而復始，時立氣布，如環無端，候亦同法。故曰：不知年之所加，氣之盛衰，虛實之所起，不可以為工矣。

五運之始，如環無端，五氣更立，各有所勝，盛虛之變，此其常也。未至而至，此謂太過，則薄所不勝，而乘所勝也，命曰氣淫。不分邪僻內生，工不能禁。至而不至，此謂不及，則所勝妄行，而所生受病，所不勝薄之也，命曰氣迫。所謂求其至者，氣至之時也。

肝見庚辛死，心見壬癸死，脾見甲乙死，肺見丙丁死，腎見戊己死，是謂真藏見皆死。

藏受氣於其所生，傳之於其所勝，氣舍於其所生，死於其所不勝。病之且死，必先傳行至其所不勝，病乃死。此言氣之逆行也，故死。肝受氣於心，傳之於脾，氣舍於腎，至肺而死。

心受氣於脾，傳之於肺，氣舍於肝，至腎而死。脾受氣於肺，傳之於腎，氣舍於心，至肝而死。肺受氣於腎，傳之於肝，氣舍於脾，至心而死。腎受氣於肝，傳之於心，氣舍於肺，至脾而死。此皆逆死也。一日一夜五分之，此所以占死生之早暮也。

邪氣盛則實，精氣奪則虛。

陽明者，五藏六府之海，主潤宗筋，宗筋主束骨而利機關也。衝脈者經脈之海也，主滲灌谿谷，與陽明合於宗筋，陰陽揔宗筋之會，會於氣街，而陽明為之長，皆屬於帶脈，而絡於督脈。故陽明虛則宗筋縱，帶脈不引，故足痿不用也。

天有五行，御五位以生寒暑燥濕風，人有五藏，化五氣，以生喜怒思憂恐，五運相襲而皆治之，終朞之日，周而復始。

夫五運陰陽者，天地之道也，萬物之綱紀，變化之父母，生殺之本始，神明之府也。故物生謂之化，物極謂之變，陰陽不測謂之神，神用無方謂之聖。夫變化之為用也，在天為玄，在人為道，在地為化，化生五味，道生智，玄生神。神在天為風，在地為木，在天為熱，在地為火，在天為濕，在地為土，在天為燥，在地為金，在天為寒，在地為水，故在天為氣，在地成形，形氣相感而化生萬物矣。然天地者，萬物之上下也，左右者，陰陽之道路也。水火者，陰陽之徵兆也，金木者，生成之終始也。氣有多少，形有盛衰，上下相召，而損益彰矣。

五氣運行，各終朞日，非獨主時也。

太虛廖廓，肇基化元，萬物資始，五運終天，布氣真靈，摠統坤元，九星懸朗，七曜周旋，曰陰曰陽，曰柔曰剛，幽顯既位，寒暑弛張，生生化化，品物咸章。

陰陽之氣各有多少，故曰三陰三陽也。形有盛衰，謂五行之治，各有太過不及也。故其始也，有餘而往不足隨之，不足而往有餘從之，知迎知隨，氣可與期。應天為天符，承歲為歲直，三合為治。

寒暑燥濕風火，天之陰陽也，三陰三陽上奉之。木火土金水火，地之陰陽也，生長化收藏下應之。天以陽生陰長，地以陽殺陰藏。天有陰陽，地亦有陰陽。木火土金水火，地之陰陽也，生長化收藏。故陽中有陰，陰中有陽。所以欲知天地之陰陽者，應天之氣動而不息，故五歲而右遷，應地之氣靜而守位，故六朞而環會。動靜相召，上下相臨，陰陽相錯，而變由生也。

天以六為節，地以五為制。周天氣者，六朞為一備，終地紀者，五歲為一周。君火以明，相火以位。五六相合而七百二十氣，為一紀，凡三十歲，千四百四十氣，凡六十歲，而為一周，不及太過，斯皆見矣。

至數之機，迫迮以微，其來可見，其往可追，敬之者昌，慢之者亡，無道行私，必得天殃。

善言始者，必會於終，善言近者，必知其遠，是則至數極而道不惑。

甲己之歲，土運統之。乙庚之歲，金運統之。丙辛之歲，水運統之。丁壬之歲，木運統之。戊癸之歲，火運統之。子午之歲，上見少陰。丑未之歲，上見太陰。寅申之歲，上見少陽。卯酉之歲，上見陽明。辰戌之歲，上見太陽。巳亥之歲，上見厥陰。少陰，所謂標也，厥陰，所謂終也。厥陰之上，風氣主之。少陰之上，熱氣主之。太陰之上，濕氣主之。少陽之上，相火主之。陽明之上，燥氣主之。太陽之上，寒氣主之。所謂本也，是謂六元。著之玉版，藏之金匱，署曰天元紀。

天地之動靜，神明為之紀，陰陽之升降，寒暑彰其兆。

丹天之氣經于牛女戊分，黅天之氣經于心尾己分，蒼天之氣經于危室柳鬼，素天之氣經于亢氐昴畢，玄天之氣經于張翼婁胃。所謂戊己分者，奎壁角軫，則天地之門戶也。夫候之所始，道之所生也。

上下者，歲上下見陰陽之所在也。左右者，諸上見厥陰，左少陰右太陽。見少陰，左太陰右厥陰。見太陰，左少陽右少陰。見少陽，左陽明右大陰。見陽明，左太陽右少陽。見太陽，左厥陰右陽明。所謂面北而命其位，言其見也。諸下厥陰在上則少陽在下，左陽明右太陰。少陰在上則陽明在下，左太陽右少陽。太陰在上則太陽在下，左厥陰右陽明。少陽在上則厥陰在下，左少陰右太陽。陽明在上則少陰在下，左太陰右厥陰。太陽在上則太陰在下，左少陽右少陰。所謂面南而命其位，言其見也。

上下相遘，寒暑相臨，氣相得則和，不相得則病。氣相得而病者，以下臨上，不當位也。上者右行，下者左行，左右周天餘而復會也。天地動靜，五行遷復。夫變化之用，天垂象，地成形，七曜緯虛，五行麗地。地者，所以載生成之形類也。虛者，所以列應天之精氣也。形精之動，猶根本之與枝葉也，仰觀其象，雖遠可知也。

地為人之下，太虛之中者也。大氣舉之也。燥以乾之，暑以蒸之，風以動之，濕以潤之，寒以堅之，火以溫之。故風寒在下，燥熱在上，濕氣在中，火遊行其間，寒暑六入，故令虛而生化也。故燥勝則地乾，暑勝則地熱，風勝則地動，濕勝則地泥，寒勝則地裂，火勝則地固矣。

天地之氣，勝復之作，不形於診也。《脈法》曰：天地之變，無以脈診，此之謂也。間氣隨氣所在，期於左右。從其氣則和，違其氣則病，不當其位者病，迭移其位者病，失守其位者危，尺寸反者死，陰陽交者死。先立其年，以知其氣，左右應見，然後乃可以言死生之逆順。

東方生風，風生木，木生酸，酸生肝，肝生筋，筋生心。其在天為玄，在人為道，在地為化。化生五味，道生智，玄生神，化生氣。神在天為風，在地為木，在體為筋，在氣為柔，在藏為肝。其性為暄，其德為和，其用為動，其色為蒼，其化為榮，其蟲毛，其政為散，其令宣發，其變摧拉，其眚為隕，其味為酸，其志為怒。怒傷肝，悲勝怒，風傷肝，燥勝風，酸傷筋，辛勝酸。

南方生熱，熱生火，火生苦，苦生心，心生血，血生脾。其在天為熱，在地為火，在體為脈，在氣為息，在藏為心。其性為暑，其德為顯，其用為躁，其色為赤，其化為茂，其蟲羽，其政為明，其令鬱蒸，其變炎爍，其眚燔焫，其味為苦，其志為喜。喜傷心，恐勝喜，熱傷氣，寒勝熱，苦傷氣，鹹勝苦。

中央生濕，濕生土，土生甘，甘生脾，脾生肉，肉生肺。其在天為濕，在地為土，在體為肉，在氣為充，在藏為脾。其性靜兼，其德為濡，其用為化，其色為黃，其化為盈，其蟲倮。其政為謐，其令雲雨，其變動注，其眚淫潰，其味為甘，其志為思。思傷脾，怒勝思，濕傷肉，風勝濕，甘傷脾，酸勝甘。

西方生燥，燥生金，金生辛，辛生肺，肺生皮毛，皮毛生腎。其在天為燥，在地為金，在體為皮毛，在氣為成，在藏為肺，其性為涼，其德為清，其用為固，其色為白，其化為斂，其蟲介，其政為勁，其令霧露，其變肅殺，其眚蒼落，其味為辛，其志為憂。憂傷肺，喜勝憂，熱傷皮毛，寒勝熱，辛傷皮毛，苦勝辛。

北方生寒，寒生水，水生鹹，鹹生腎，腎生骨髓，髓生肝。其在天為寒，在地為水，在體為骨，在氣為堅，在藏為腎，其性為凜，其德為寒，其用為，其色為黑，其化為肅，其蟲鱗，其政為靜，其令，其變凝冽，其眚冰雹，其味為鹹，其志為恐。恐傷腎，思勝恐，寒傷血，燥勝寒，鹹傷血，甘勝鹹。

氣更立，各有所先，非其位則邪，當其位則正。病生之變，氣相得則微，不相得則甚。歲氣有餘，則制己所勝而侮所不勝，其不及，則己所不勝侮而乘之，己所勝輕而侮之。侮反受邪，侮而受邪，寡於畏也。

上下有位，左右有紀。故少陽之右，陽明治之。陽明之右，太陽治之。太陽之右，厥陰治之。厥陰之右，少陰治之。少陰之右，太陰治之。太陰之右，少陽治之。此所謂氣之標，蓋南面而待也。故曰：因天之序，盛衰之時，移光定位，正立而待之，此之謂也。少陽之上，火氣治之，中見厥陰。陽明之上，燥氣治之，中見太陰。太陽之上，寒氣治之，中見少陰。厥陰之上，風氣治之，中見少陽。少陰之上，熱氣治之，中見太陽。太陰之上，濕氣治之，中見陽明。所謂本也。本之下，中之見也。見之下，氣之標也。本標不同，氣應異象。

其有至而至，有至而不至，有至而太過，至而至者和。至而不至，來氣不及也。未至而至，來氣有餘也。應則順，否則逆，逆則變生，變則病。物，生其應也。氣，脈其應也。

地理之應六節氣位：顯明之右，君火之位也。君火之右，退行一步，相火治之，復行一步，土氣治之，復行一步，金氣治之，復行一步，水氣治之，復行一步，木氣治之，復行一步，君火治之。相火之下，水氣承之。水位之下，土氣承之。土位之下，風氣承之。風位之下，金氣承之。金位之下，火氣承之。君火之下，陰精承之。亢則害，承迺制，制則生化，外列盛衰，害則敗亂，生化大病。

盛衰何如。非其位則邪，當其位則正，邪則變甚，正則微。當位，木運臨卯，火運臨午，土運臨四季，金運臨酉，水運臨子，所謂歲會，氣之平也。非位，歲不與會也。土運之歲，上見太陰，火運之歲，上見少陽少陰，金運之歲，上見陽明，木運之歲，上見厥陰，水運之歲，上見太陽，天之與會也。故《天元冊》曰：天符。天符歲會，太一天符之會也。其貴賤，天符為執法，歲位為行令，太一天符為貴人。邪之中也，中執法者，其病速而危。中行令者，其病徐而特。中貴人者，其病暴而死。位之易也，君位臣則順，臣位君則逆，逆則其病近，其害速，順則其病遠，其害微，所謂二火也。

所謂步者，六十度而有奇，故二十四步積盈百刻而成日也。六氣應五行之變，位有終始，氣有初中，上下不同，求之亦異也。天氣始於甲，地氣始於子，子甲相合，命曰歲立，謹候其時，氣可與期。

其歲六氣始終早晏，甲子之歲，初之氣天數始於水下一刻，終於八十七刻半。二之氣始於八十七刻六分，終於七十五刻。三之氣始於七十六刻，終於六十二刻半。四之氣始於六十二刻六分，終於五十刻。五之氣始於五十一刻，終於三十七刻半。六之氣始於三十七刻六分，終於二十五刻。所謂初六，天之數也。乙丑歲初之氣天數始於二十六刻，終於一十二刻半。二之氣始於一十二刻六分，終於水下百刻。三之氣始於一刻，終於八十七刻半。四之氣始於八十七刻六分，終於七十五刻。五之氣始於七十六刻，終於六十二刻半。六之氣始於六十二刻六分，終於五十刻。所謂六二，天之數也。丙寅歲，初之氣天數始於五十一刻，終於三十七刻半。二之氣始於三十七刻六分，終於二十五刻。三之氣始於二十六刻，終於一十二刻半。四之氣始於一十二刻六分，終於水下百刻。五之氣始於一刻，終於八十七刻半。六之氣始於八十七刻六分，終於七十五刻。所謂六三，天之數也。丁卯歲，初之氣天數始於七十六刻，終於六十二刻半。二之氣始於六十二刻六分，終於五十刻。三之氣始於五十一刻，終於三十七刻半。四之氣始於三十七刻六分，終於二十五刻。五之氣始於二十六刻，終於一十二刻半。六之氣始於一十二刻六分，終於水下百刻。所謂六四，天之數也。次戊辰歲，初之氣復始於一刻，常如是無已，周而復始。日行一周，天氣始於一刻，日行再周，天氣始於二十六刻，日行三周，天氣始於五十一刻，日行四周，天氣始於七十六刻，日行五周，天氣復始於一刻，所謂一紀也。是故寅午戌歲氣會同，卯未亥歲氣會同，辰申子歲氣會同，巳酉丑歲氣會同，終而復始。

言天者求之本，言地者求之位，言人者求之氣交。何謂氣交。上下之位，氣交之中，人之居也。故曰：天樞之上，天氣主之，天樞之下，地氣主之，氣交之分，人氣從之，萬物由之，此之謂也。

何謂初中。初凡三十度而有奇，中氣同法。初中所以分天地也。初者，地氣也，中者，天氣也。氣之升降，天地之更用也。升已而降，降者謂天。降已而升，升者謂地。天氣下降，氣流于地，地氣上升，氣騰于天，故高下相召，升降相因，而變作矣。

寒濕相遘，燥熱相臨，風火相值，氣有勝復，勝復之作，有德有化，有用有變，變則邪氣居之。夫物之生從於化，物之極由乎變，變化之相薄，成敗之所由也。故氣有往復，用有遲速，四者之有而化而變，風之來也。遲速往復，風所由生，而化而變，故因盛衰之變耳。成敗倚伏遊乎中，成敗倚伏生乎動，動而不已，則變作矣。不生不化，靜之期也。出入廢則神機化滅，升降息則氣立孤危。故非出入，則無以生長壯老已，非升降，則無以生長化收藏。是以升降出入，無器不有。故器者生化之宇，器散則分之，生化息矣。故無不出入，無不升降。化有小大，期有近遠，四者之有而貴常守，反常則災害至矣。故曰無形無患，此之謂也。有不生不化。與道合同，惟真人也。

上經曰：夫道者，上知天文，下知地理，中知人事，可以長久。本氣，位也。位天者，天文也。位地者，地理也。通於人氣之變化者，人事也，故太過者先天，不及者後天，所謂治化而人應之也。

五運之化太過：歲木太過，風氣流行，脾土受邪。民病飧泄食減，體重煩冤，腸鳴腹支滿，上應歲星。甚則忽忽善怒，眩冒巔疾，化氣不政，生氣獨治，雲物飛動，草木不寧，甚而搖落，反脇痛而吐甚，衝陽絕者，死不治，上應太白星。

歲火太過，炎暑流行，金肺受邪。民病瘧，少氣欬喘，血溢血泄注下，嗌燥耳聾，中熱肩背熱，上應熒惑星。甚則胸中痛脇支滿脇痛，膺背肩胛間痛，兩臂內痛，身熱骨痛，而為浸淫。收氣不行，長氣獨明，雨水霜寒，上應辰星。上臨少陰少陽，火燔焫，冰泉涸，物焦槁，病反譫妄狂越，欬喘息鳴，下甚血溢泄不已，太淵絕者，死不治，上應熒惑星。

歲土太過，雨濕流行，腎水受邪。民病腹痛，清厥意不樂，體重煩寃，上應鎮星。甚則肌肉萎，足痿不收，行善瘈，腳下痛，飲發中滿食減，四支不舉。變生得位，藏氣伏，化氣獨治之，泉涌河衍，涸澤生魚，風雨大至，土崩潰，鱗見于陸，病腹滿溏泄腸鳴，反下甚而太谿絕者，死不治，上應歲星。

歲金太過，燥氣流行，肝木受邪。民病兩脇下少腹痛，目赤痛眥瘍耳無所聞。肅殺而甚，則體重煩寃，胸痛引背，兩脇滿且痛引少腹，上應太白星。甚則喘欬逆氣，肩背痛，尻陰股膝髀腨䯒足皆病，上應熒惑星。收氣峻，生氣下，草木斂，蒼乾凋隕，病反暴痛，胠脇不可反側，欬逆甚而血溢，太衝絕者，死不治，上應太白星。

歲水太過，寒氣流行，邪害心火。民病身熱煩心躁悸，陰厥上下中寒，譫妄心痛，寒氣早至，上應辰星。甚則腹大脛腫，喘欬寖汗出憎風，大雨至，埃霧朦鬱，上應鎮星。上臨太陽，雨冰雪霜不時降，濕氣變物，病反腹滿腸鳴溏泄，食不化，渴而妄冒，神門絕者，死不治，上應熒惑辰星。

其不及：歲木不及，燥迺大行，生氣失應，草木晚榮，肅殺而甚，則剛木辟著，悉萎蒼乾，上應太白星，民病中清，胠脇痛少腹痛，腸鳴溏泄，涼雨時至，上應太白星，其穀蒼。上臨陽明，生氣失政，草木再榮，化氣迺急，上應太白鎮星，其主蒼早。復則炎暑流火，濕性燥，柔脆草木焦槁，下體再生，華實齊化，病寒熱瘡瘍疿胗癰痤，上應熒惑太白，其穀白堅。白露早降，收殺氣行，寒雨害物，蟲食甘黃，脾土受邪，赤氣後化，心氣晚治，上勝肺金，白氣迺屈，其穀不成，欬而鼽，上應熒惑太白星。

歲火不及，寒乃大行，長政不用，物榮而下凝，慘而甚則陽氣不化，迺折榮美，上應辰星，民病胸中痛脇支滿兩脇痛，膺背肩胛間及兩臂內痛，鬱冒朦昧，心痛暴瘖，胸腹大脇，下與腰背相引而痛，甚則屈不能伸，髖髀如別，上應熒惑辰星，其穀丹。復則埃鬱大雨且至，黑氣迺辱，病鶩溏腹滿，食飲不下，寒中腸鳴，泄注腹痛，暴攣痿痺，足不任身，上應鎮星辰星，玄穀不成。

歲土不及，風迺大行，化氣不令，草木茂榮，飄揚而甚，秀而不實，上應歲星，民病飧泄霍亂，體重腹痛，筋骨繇復，肌肉瞤酸，善怒，歲氣舉事，蟄蟲早附，咸病寒中，上應歲星鎮星，其穀黅。復則收政嚴峻，名木蒼凋，胸脇暴痛，下引少腹善大息，蟲食甘黃，氣客於脾，黅穀迺減，民食少失味，蒼穀迺損，上應太白歲星。上臨厥陰，流水不冰，蟄蟲來見，藏氣不用，白迺不復，上應歲星，民迺康。

歲金不及，炎火迺行，生氣迺用，長氣專勝，庶物以茂，燥爍以行，上應熒惑星，民病肩背瞀重，鼽嚏血便注下，收氣迺後，上應太白星，其穀堅芒。復則寒雨暴至，迺零冰雹霜雪殺物，陰厥且格陽，反上行頭腦戶痛，延及囟頂發熱，上應辰星，丹穀不成，民病口瘡，甚則心痛。

歲水不及，濕迺大行，長氣反用，其化迺速，暑雨數至，上應鎮星，民病腹滿身重，濡泄寒瘍流水，腰股痛發，膕腨股膝不便，煩冤足痿清厥，腳下痛，甚則跗腫，藏氣不政，腎氣不衡，上應辰星，其穀秬。上臨太陰，則大寒數舉，蟄蟲早藏，地積堅冰，陽光不治，民病寒疾於下，甚則腹滿浮腫，上應鎮星，其主黅穀。復則大風暴發，草偃木零，生長不鮮，面色時變，筋骨併辟，肉瞤瘛，目視䀮䀮，物疎璺，肌肉胗發，氣并鬲中，痛於心腹，黃氣迺損，其穀不登，上應歲星。

木不及，春有鳴條律暢之化，則秋有霧露清涼之政。春有慘淒殘賊之勝，則夏有炎暑燔爍之復。其眚東，其藏肝，其病內舍胠脇，外在關節。

火不及，夏有炳明光顯之化，則冬有嚴肅霜寒之政。夏有慘淒凝冽之勝，則不時有埃昏大雨之復。其眚南，其藏心，其病內舍膺脇，外在經絡。

土不及，四維有埃雲潤澤之化，則春有鳴條鼓拆之政。四維發振拉飄騰之變，則秋有肅殺霖霪之復。其眚四維，其藏脾，其病內舍心腹，外在肌肉四支。

金不及，夏有光顯鬱蒸之令，則冬有嚴凝整肅之應。夏有炎爍燔燎之變，則秋有冰雹霜雪之復。其眚西，其藏肺，其病內舍膺脇肩背，外在皮毛。

水不及，四維有湍潤埃雲之化，則不時有和風生發之應。四維發埃昏驟注之變，則不時有飄蕩振拉之復。其眚北，其藏腎，其病內舍腰脊骨髓，外在谿谷踹膝。

夫五運之政，猶權衡也，高者抑之，下者舉之，化者應之，變者復之，此生長化成收藏之理，氣之常也，失常則天地四塞矣。故曰：天地之動靜，神明為之紀，陰陽之往復，寒暑彰其兆，此之謂也。

夫氣之動亂，觸遇而作，發無常會，卒然災合：夫氣之動變，固不常在，而德化政令災變不同其候也。

東方生風，風生木，其德敷和，其化生榮，其政舒啟，其令風，其變振發，其災散落。南方生熱，熱生火，其德彰顯，其化蕃茂，其政明曜，其令熱，其變銷爍，其災燔焫。中央生濕，濕生土，其德溽蒸，其化豈備，其政安靜，其令濕，其變驟注，其災霖潰。西方生燥，燥生金，其德清潔，其化緊斂，其政勁切，其令燥，其變肅殺，其災蒼隕。北方生寒，寒生水，其德淒滄，其化清謐，其政凝肅，其令寒，其變凓冽，其災冰雪霜雹。

是以察其動也，有德有化，有政有令，有變有災，而物由之，而人應之也。

德化政令災眚變易，非常而有也，卒然而動，其亦為之變：承天而行之，故無妄動，無不應也。卒然而動者，氣之交變也，其不應焉。故日應常不應卒，此之謂也。其應各從其氣化也。

其行之徐疾逆順：以道留久，逆守而小，是謂省下。以道而去，去而速來，曲而過之，是謂省遺過也。久留而環，或離或附，是謂議災與其德也。應近則小，應遠則大。芒而大倍常之一其化甚，大常之二其眚即也。小常之一其化減，小常之二是謂臨視，省下之過與其德也。德者福之，過者伐之。是以象之見也，高而遠則小，下而近則大，故大則喜怒邇，小則禍福遠。歲運太過，則運星北越，運氣相得，則各行以道。

故歲運太過，畏星失色而兼其母，不及，則色兼其所不勝。肖者瞿瞿，莫知其妙，閔閔之當，孰者為良，妄行無徵，示畏侯王。

其災應：亦各從其化也，故時至有盛衰，凌犯有逆順，留守有多少，形見有善惡，宿屬有勝負，徵應有吉凶矣。

其善惡：有喜有怒，有憂有喪，有澤有燥，此象之常也，必謹察之。六者，象見高下其應一也，故人亦應之。

夫德化政令災變，不能相加也。勝復盛衰，不能相多也。往來小大，不能相過也。用之升降，不能相無也。各從其動而復之耳。

其病生：德化者氣之祥，政令者氣之章，變易者復之紀，災眚者傷之始，氣相勝者和，不相勝者病，重感於邪，則甚也。

太虛寥廓，五運迴薄，衰盛不同，損益相從，平氣：木曰敷和，火曰升明，土曰備化，金曰審平，水曰靜順。
不及：木曰委和，火曰伏明，土曰卑監，金曰從革，水曰涸流。
太過：木曰發生，火曰赫曦，土曰敦阜，金曰堅成，水曰流衍。

敷和之紀，木德周行，陽舒陰布，五化宣平，其氣端，其性隨，其用曲直，其化生榮，其類草木，其政發散，其候溫和，其令風，其藏肝，肝其畏清，其主目，其穀麻，其果李，其實核，其應春，其蟲毛，其畜犬，其色蒼，其養筋，其病裏急支滿，其味酸，其音角，其物中堅，其數八。

升明之紀，正陽而治，德施周普，五化均衡，其氣高，其性速，其用燔灼，其化蕃茂，其類火，其政明曜，其候炎暑，其令熱，其藏心，心其畏寒，其主舌，其穀麥，其果杏，其實絡，其應夏，其蟲羽，其畜馬，其色赤，其養血，其病瞤瘛，其味苦，其音徵，其物脈，其數七。

備化之紀，氣協天休，德流四政，五化齊脩，其氣平，其性順，其用高下，其化豐滿，其類土，其政安靜，其候溽蒸，其令濕，其藏脾，脾其畏風，其主口，其穀稷，其果棗，其實肉，其應長夏，其蟲倮，其畜牛，其色黃，其養肉，其病否，其味甘，其音宮，其物膚，其數五。

審平之紀，收而不爭，殺而無犯，五化宣明，其氣潔，其性剛，其用散落，其化堅斂，其類金，其政勁肅，其候清切，其令燥，其藏肺，肺其畏熱，其主鼻，其穀稻，其果桃，其實殼，其應秋，其蟲介，其畜雞，其色白，其養皮毛，其病欬，其味辛，其音商，其物外堅，其數九。

靜順之紀，藏而勿害，治而善下，五化咸整，其氣明，其性下，其用沃衍，其化凝堅，其類水，其政流演，其候凝肅，其令寒，其藏腎，腎其畏濕，其主二陰，其穀豆，其果栗，其實濡，其應冬，其蟲鱗，其畜彘，其色黑，其養骨髓，其病厥，其味鹹，其音羽，其物濡，其數六。

故生而勿殺，長而勿罰，化而勿制，收而勿害，藏而勿抑，是謂平氣。

委和之紀，是謂勝生，生氣不政，化氣迺揚，長氣自平，收令迺早，涼雨時降，風雲並興，草木晚榮，蒼乾凋落，物秀而實，膚肉內充，其氣斂，其用聚，其動緛戾拘緩，其發驚駭，其藏肝，其果棗李，其實核殼，其穀稷稻，其味酸辛，其色白蒼，其畜犬雞，其蟲毛介，其主霧露淒滄，其聲角商，其病搖動注恐，從金化也，少角與判商同，上角與正角同，上商與正商同，其病支廢癰腫瘡瘍，其甘蟲，邪傷肝也，上宮與正宮同，蕭颼肅殺，則炎赫沸騰，眚於三，所謂復也，其主飛蠹蛆雉，迺為雷霆。

伏明之紀，是謂勝長，長氣不宣，藏氣反布，收氣自政，化令迺衡，寒清數舉，暑令迺薄，承化物生，生而不長，成實而稚，遇化已老，陽氣屈伏，蟄蟲早藏，其氣鬱，其用暴，其動彰伏變易，其發痛，其藏心，其果栗桃，其實絡濡，其穀豆稻，其味苦鹹，其色玄丹，其畜馬彘，其蟲羽鱗，其主冰雪霜寒，其聲徵羽，其病昏惑悲忘，從水化也，少徵與少羽同，上商與正商同，邪傷心也，凝慘溧冽，則暴雨霖霪，眚於九，其主驟注雷霆震驚，沉霒淫雨。

卑監之紀，是謂減化，化氣不令，生政獨彰，長氣整，雨迺愆，收氣平，風寒並興，草木榮美，秀而不實，成而粃也，其氣散，其用靜定，其動瘍涌分潰癰腫，其發濡滯，其藏脾，其果李栗，其實濡核，其穀豆麻，其味酸甘，其色蒼黃，其畜牛犬，其蟲倮毛，其主飄怒振發，其聲宮角，其病留滿否塞，從木化也，少宮與少角同，上宮與正宮同，上角與正角同，其病飧泄，邪傷脾也，振拉飄揚，則蒼乾散落，其眚四維，其主敗折虎狼，清氣迺用，生政西辱。

從革之紀，是謂折收，收氣迺後，生氣迺揚，長化合德，火政迺宣，庶類以蕃，其氣揚，其用躁切，其動鏗禁瞀厥，其發欬喘，其藏肺，其果李杏，其實殼絡，其穀麻麥，其味苦辛，其色白丹，其畜雞羊，其蟲介羽，其主明曜炎爍，其聲商徵，其病嚏欬鼽衄，從火化也，少商與少徵同，上商與正商同，上角與正角同，邪傷肺也，炎光赫烈，則冰雪霜雹，眚於七，其主鱗伏彘鼠，歲氣早至，迺生大寒。

涸流之紀，是謂反陽，藏令不舉，化氣迺昌，長氣宣布，蟄蟲不藏，土潤水泉減，草木條茂，榮秀滿盛，其氣滯，其用滲泄，其動堅止，其發燥槁，其藏腎，其果棗杏，其實濡肉，其穀黍稷，其味甘鹹，其色黅玄，其畜㹀牛，其蟲鱗倮，其主埃鬱昏翳，其聲羽宮，其病痿厥堅下，從土化也，少羽與少宮同，上宮與正宮同，其病癃閟，邪傷腎也，埃昏驟雨，則振拉摧拔，眚於一，其主毛顯狐狢，變化不藏，故乘危而行，不速而至，暴虐無德，災反及之，微者復微，甚者復甚，氣之常也。

發生之紀，是謂啟敕，土踈泄，蒼氣達，陽和布化，陰氣迺隨，生氣淳化，萬物以榮，其化生，其氣美，其政散，其令條舒，其動掉眩巔疾，其德鳴靡啟坼，其變振拉摧拔，其穀麻稻，其畜雞犬，其果李桃，其色青黃白，其味酸甘辛，其象春，其經足厥陰少陽，其藏肝脾，其蟲毛介，其物中堅外堅，其病怒，太角與上商同，上徵則其氣逆，其病吐利，不務其德，則收氣復，秋氣勁切，甚則肅殺，清氣大至，草木凋零，邪迺傷肝。

赫曦之紀，是謂蕃茂，陰氣內化，陽氣外榮，炎暑施化，物得以昌，其化長，其氣高，其政動，其令鳴顯，其動炎灼妄擾，其德暄暑鬱蒸，其變炎烈沸騰，其穀麥豆，其畜羊㹀，其果杏栗，其色赤白玄，其味苦辛鹹，其象夏，其經手少陰太陽，手厥陰少陽，其藏心肺，其蟲羽鱗，其物脈濡，其病笑瘧瘡瘍血流狂妄目赤，上羽與正徵同，其收齊，其病痓，上徵而收氣後也，暴烈其政，藏氣迺復，時見凝慘，甚則雨水霜雹切寒，邪傷心也。

敦阜之紀，是謂廣化，厚德清靜，順長以盈，至陰內實，物化充成，煙埃朦鬱，見於厚土，大雨時行，濕氣迺用，燥政迺辟，其化圓，其氣豐，其政靜，其令周備，其動濡積并蓄，其德柔潤重淖，其變震驚飄驟崩潰，其穀稷麻，其畜牛犬，其果棗李，其色黅玄蒼，其味甘鹹酸，其象長夏，其經足太陰陽明，其藏脾腎，其蟲倮毛，其物肌核，其病腹滿，四支不舉，大風迅至，邪傷脾也，堅成之紀，是謂收引，天氣潔，地氣明，陽氣隨，陰治化，燥行其政，物以司成，收氣繁布，化洽不終，其化成，其氣削，其政肅，其令銳切，其動暴折瘍疰，其德霧露蕭飋，其變肅殺凋零，其穀稻黍，其畜雞馬，其果桃杏，其色白青丹，其味辛酸苦，其象秋，其經手太陰陽明，其藏肺肝，其蟲介羽，其物殼絡，其病喘喝胸憑仰息，上徵與正商同，其生齊，其病欬，政暴變，則名木不榮，柔脆焦首，長氣斯救，大火流，炎爍且至，蔓將槁，邪傷肺也。

流衍之紀，是謂封藏，寒司物化，天地嚴凝，藏政以布，長令不揚，其化凜，其氣堅，其政謐，其令流注，其動漂泄沃涌，其德凝慘寒雰，其變冰雪霜雹，其穀豆稷，其畜彘牛，其果栗棗，其色黑丹黅，其味鹹苦甘，其象冬，其經足少陰太陽，其藏腎心，其蟲鱗倮，其物濡滿，其病脹，上羽而長氣不化也，政過則化氣大舉而埃昏氣交，大雨時降，邪傷腎也。

故曰：不恒其德，則所勝來復，政恒其理，則所勝同化，此之謂也。

天不足西北，左寒而右涼，地不滿東南，右熱而左溫：陰陽之氣，高下之理，太少之異也。

是以地有高下，氣有溫涼，高者氣寒，下者氣熱。故東南方，陽也，陽者其精降於下，故右熱而左溫。西北方，陰也，陰者其精奉於上，故左寒而右涼。

適寒涼者脹之，溫熱者瘡，下之則脹已，汗之則瘡已，此湊理開閉之常，太少之異耳。

陰精所奉其人壽，陽精所降其人夭。

西北之氣散而寒之，東南之氣收而溫之，所謂同病異治也。故曰：氣寒氣涼，治以寒涼，行水漬之。氣溫氣熱，治以溫熱，強其內守。必同其氣，可使平也，假者反之。

一州之氣生化壽夭不同，高下之理地勢使然也。崇高則陰氣治之，污下則陽氣治之，陽勝者先天，陰勝者後天，此地理之常，生化之道也。高者其氣壽，下者其氣夭，地之小大異也，小者小異，大者大異。故治病者，必明天道地理，陰陽更勝，氣之先後，人之壽夭，生化之期，乃可以知人之形氣矣。

其歲有不病，而藏氣不應不用者，天氣制之，氣有所從也：

少陽司天，火氣下臨，肺氣上從，白起金用，草木眚，火見燔焫，革金且耗，大暑以行，欬嚏鼽衄鼻窒，曰瘍，寒熱胕腫。風行于地，塵沙飛揚，心痛胃脘痛，厥逆鬲不通，其主暴速。

陽明司天，燥氣下臨，肝氣上從，蒼起木用而立，土迺眚，淒滄數至，木伐草萎，脇痛目赤，掉振鼓慄，筋痿不能久立。暴熱至，土迺暑，陽氣鬱發痛，小便變，寒熱如瘧，甚則心痛，火行于稿，流水不冰，蟄蟲迺見。

太陽司天，寒氣下臨，心氣上從，而火且明，丹起金迺眚，寒清時舉，勝則水冰，火氣高明，心熱煩嗌乾，善渴鼽嚏，喜悲數欠，熱氣妄行，寒迺復，霜不時降，善忘甚則心痛。土迺潤，水豐衍，寒客至，沈陰化濕，氣變物水飲內蓄，中滿不食，皮痛肉苛，筋脈不利，甚則胕腫身後癰。

厥陰司天，風氣下臨，脾氣上從，而土且隆，黃起水迺眚，土用革，體重肌肉萎，食減口爽，風行太虛，雲物搖動，目轉耳鳴。火縱其暴，地迺暑，大熱消爍，赤沃下，蟄蟲數見，流水不冰，其發機速。

少陰司天，熱氣下臨，肺氣上從，白起金用，草木眚，喘嘔寒熱嚏鼽衄鼻窒，大暑流行，甚則瘡瘍燔灼，金爍石流。地迺燥清，淒滄數至，脇痛善太息，肅殺行，草木變。

太陰司天，濕氣下臨，腎氣上從，黑起水變，埃冒雲雨，胸中不利，陰痿氣大衰而不起不用。當其時反腰脽痛，動轉不便也。厥逆，地迺藏陰，大寒且至，蟄蟲早附，心下否痛，地裂冰堅，少腹痛時害於食，乘金則止水增，味迺鹹，行水減也。

歲有胎孕不育，治之不全∴六氣五類，有相勝制也，同者盛之，異者衰之，此天地之道，生化之常也。故厥陰司天，毛蟲靜，羽蟲育，介蟲不成，在泉，毛蟲育，倮蟲耗，羽蟲不育。少陰司天，羽蟲靜，介蟲育，毛蟲不成，在泉，羽蟲育，介蟲耗不育。太陰司天，倮蟲靜，鱗蟲育，羽蟲不成，在泉，倮蟲育，鱗蟲不成。少陽司天，羽蟲靜，毛蟲育，倮蟲不成，在泉，羽蟲育，介蟲耗，毛蟲不育。陽明司天，介蟲靜，羽蟲育，介蟲不成，在泉，介蟲育，毛蟲耗，羽蟲不成。太陽司天，鱗蟲靜，倮蟲育，在泉，鱗蟲耗，倮蟲不育。

諸乘所不成之運，則甚也。故氣主有所制，歲立有所生，地氣制己勝，天氣制勝己，天制色，地制形，五類衰盛，各隨其氣之所宜也。故有胎孕不育治之不全，此氣之常也，所謂中根也。根于外者亦五，故生化之別，有五氣五味五色五類五宜也。根于中者，命曰神機，神去則機息根于外者，命曰氣立，氣止則化絕。故各有制，各有勝，各有生，各有成。故曰：不知年之所加，氣之同異，不足以言生化，此之謂也。

氣始而生化，氣散而有形，氣布而蕃育，氣終而象變，其致一也。然而五味所資，生化有薄厚，成熟有少多，終始不同：地氣制之也，非天不生，地不長也。寒熱燥濕，不同其化也。故少陽在泉，寒毒不生，其味辛，其治苦酸，其穀蒼丹。

陽明在泉，濕毒不生，其味酸，其氣濕，其治辛苦甘，丹素。

太陽在泉，熱毒不生，其味其穀苦，其治淡鹹，其穀黅秬。

厥陰在泉，清毒不生，其味甘，其治酸苦，其穀蒼赤，其氣專，其味正。少陰在泉，寒毒不生，其味辛，其治辛苦甘，其穀白丹。

太陰在泉，燥毒不生，其味鹹，其其氣熱，其治甘鹹，其穀黅秬。化淳則鹹守，氣專則辛化而俱治。

故曰：補上下者從之，治上下者逆之，以所在寒熱盛衰而調之。故曰：上取下取，內取外取，以求其過。能毒者以厚藥，不勝毒者以薄藥，此之謂也。氣反者，病在上，取之下，病在下，取之上，病在中，傍取之。治熱以寒，溫而行之，治寒以熱，涼而行之，治溫以清，冷而行之，治清以溫，熱而行之。故消之削之，吐之下之，補之寫之，久新同法。

六化六變，勝復淫治，甘苦辛咸酸淡先後，五運之化，或從五氣，或逆天氣，或從天氣而逆地氣，或從地氣而逆天氣，或相得，或不相得，通天之紀，從地之理，和其運，調其化，使上下合德，無相奪倫，天地升降，不失其宜，五運宣行，勿乖其政。

先立其年，以明其氣，金木水火土，運行之數；寒暑燥濕風火，臨御之化，則天道可見，民氣可調，陰陽卷舒，近而無惑，數之可數。

太陽之政辰戌之紀也。

太陽、太角、太陰、壬辰、壬戌、其運風，其化鳴紊啟拆；其變振拉摧拔；其病眩掉目瞑。太角（初正）、少徵、太宮、少商、太羽（終）。

太陽、太徵、太陰、戊辰、戊戌同正徵，其運熱，其化喧暑鬱燠；其變炎烈沸騰；其病熱郁。太徵、少宮、太商、少羽（終）、少角（初）。

太陽、太宮、太陰、甲辰歲會（同天符）、甲戌歲會（同天符），其運陰埃，其化柔潤重澤；其變震驚飄驟；其病濕下重。太宮、少商、太羽（終）、太角（初），少徵。

太陽、太商、太陰、庚辰、庚戌，其運涼，其化霧露蕭颼；其變肅殺凋零；其病燥，背瞀胸滿。太商、少羽（終）、少角（初）、太徵、少宮。

太陽、太羽、太陰、丙辰天符、丙戌天符，其運寒，其化凝慘慄冽；其變冰雪霜雹；其病大寒留於溪谷。太羽（終）、太角（初）、少徵、太宮、少商。

凡此太陽司天之政，氣化運行先天，天氣肅、地氣靜。寒臨太虛，陽氣不令，水土合德，上應辰星鎮星。其谷玄黅，其政肅，其令徐。寒政大舉，澤無陽焰，則火發待時。少陽中治，時雨乃涯。止極雨散，還於太陰，雲朝北極，濕化乃布，澤流萬物。寒敷於上，雷動於下，寒濕之氣，持於氣交，民病寒濕發，肌肉萎，足萎不收，濡瀉血溢。

初之氣，地氣遷，氣乃大溫，草乃早榮，民乃厲，溫病乃作，身熱、頭痛、嘔吐、肌腠瘡瘍。

二之氣，大涼反至，民乃慘，草乃遇寒，火氣遂抑，民病氣郁中滿，寒乃始。

三之氣，天政布，寒氣行，雨乃降，民病寒，反熱中，癰疽注下，心熱瞀悶，不治者死。

四之氣，風濕交爭，風化為雨，乃長、乃化、乃成、民病大熱少氣，肌肉萎、足萎、注下赤白。

五之氣，陽復化，草乃長，乃化、乃成、民乃舒。

終之氣，地氣正，濕令行。陰凝太虛，埃昏郊野，民乃慘淒，寒風以至，反者孕乃死。

故歲宜苦以燥之溫之，必折其鬱氣，先資其化源，抑其運氣，扶其不勝，無使暴過而生其疾。食歲谷以全其真，避虛邪以安其正，適氣同異，多少制之。同寒濕者燥熱化，異寒濕者燥濕化，故同者多之，異者少之，用寒遠寒，用涼遠涼，用溫遠溫，用熱遠熱，食宜同法，有假者反常，反是者病，所謂時也。

陽明之政卯酉之紀也。

陽明、少角、少陰，清熱勝復同，同正商，丁卯（歲會）、丁酉，其運風，清熱。少角（初正）、太徵、少宮、太商、少羽（終）。

陽明、少徵、少陰、寒雨勝復同，同正商，癸卯（同歲會）、癸酉（同歲會），其運熱，寒雨。少徵、太宮、少商、太羽（終）、太角（初）。

陽明、少宮、少陰，風涼勝復同，己卯、己酉、其運雨風涼。少宮、太商、少羽（終）、少角（初）、太徵。

陽明、少商、少陰，風涼勝復同，同正商，乙卯天符、乙酉歲會，太一天符，其運涼，熱寒。少商、太羽（終）、太角（初）、少徵、太宮。

陽明、少羽、少陰、雨風勝復同，辛卯少宮同，辛酉、辛卯、其運寒，雨風。少羽（終）、少角（初）、太徵、太宮、太商。

凡此陽明司天之政，氣化運行後天。天氣急，地氣明，陽專其令，炎暑大行，物燥以堅，淳風乃治。風燥横運，流於氣交，多陽少陰，雲趨雨府，濕化乃敷，燥極而澤。其谷白丹，問谷命太者。其耗白甲品羽。金火合德，上應太白熒惑。其政切，其令暴，蟄蟲乃見，流水不冰。民病咳、嗌塞，寒熱發暴，振栗癃悶，清先而勁，毛蟲乃死，熱後而暴，介蟲乃殃。其發躁，勝復之作，擾而大亂，清熱之氣，持於氣交。

初之氣，地氣遷，陰始凝，氣始肅，水乃冰，寒雨化。其病中熱脹、面目浮腫、善眠、鼽衄、嚏欠、嘔、小便黃赤、甚則淋。

二之氣，陽乃布、民乃舒，物乃生榮。厲大至，民善暴死。

三之氣，天政布，涼乃行，燥熱交合，燥極而澤，民病寒熱。

四之氣，寒雨降，病暴仆、振栗譫妄，少氣嗌干，引飲，及為心痛，癰腫瘡瘍，瘧寒之疾，骨痿血便。

五之氣，春令反行，草乃生榮，民氣和。

終之氣，陽氣布，候反溫，蟄蟲來見，流水不冰。民乃康平，其病溫。

故食歲谷以安其氣，食間谷以去其邪，歲宜以咸，以苦，以辛、汗之、清之、散之。安其運氣，無使受邪，折其鬱氣，資其化源。以寒熱輕重少多其制，同熱者多天化，同清者多地化，用涼遠涼，用熱遠熱，用寒遠寒，用溫遠溫，食宜同法。有假者反之，此其道也，反是者亂天地之經，擾陰陽之紀也。

少陽之政寅申之紀也。

少陽、太角、厥陰、壬寅（同天符）、壬申（同天符）、其運風鼓，其化鳴紊啟拆，其變振拉摧拔，其病掉眩、支脅、驚駭。太角（初正）、少徵、太宮、少商、太羽（終）。

少陽、太徵、厥陰、戊寅天符、戊申天符，其運暑，其化喧囂郁懊，其變炎烈沸騰。其病上、熱郁、血溢、血泄、心痛。太徵、少宮、太商、少羽（終）、少角（初）。

少陽、太宮、厥陰、甲寅、甲申，其運陰雨，其化柔潤重澤，其變震驚飄驟。其病體重，胕腫、痞飲。太宮、少商、太羽（終）、太角（初）、少徵。

少陽、太商、厥陰、庚寅、庚申同正商，其運涼，其化霧露清切、其變肅殺凋零。其病肩背胸中。太商、少羽（終）、少角（初）、太徵、少宮。

少陽、太羽、厥陰、丙寅、丙申，其運寒肅，其化凝慘慄冽，其變冰雪霜雹，其病寒，浮腫。太羽（終）、太角（初）、少徵、太宮、少商。

凡此少陽司天之政，氣化運行先天。天氣正，地氣擾，風乃暴舉，木偃沙飛，炎火乃流，陰行陽化，雨乃時應，火木同德，上應熒惑歲星。其谷丹蒼，其政嚴，其令擾。故風熱參布，雲物沸騰。太陰橫流，寒乃時至，涼雨並起。民病寒中，外發瘡瘍，內為泄滿，故經人遇之，和而不爭。往複之作，民病寒熱，瘧泄、聾瞑、嘔吐、上怫、腫色變。

初之氣，地氣遷，風勝乃搖，寒乃去，候乃大溫，草木早榮。寒來不殺，溫病乃起，其病氣怫於上，血溢目赤，咳逆頭痛、血崩、脅滿、膚腠中瘡。

二之氣，火反郁，白埃四起，雲趨雨府，風不勝濕，雨乃零，民乃康。其病熱郁於上，咳逆嘔吐，瘡發於中，胸嗌不利，頭痛身熱，昏憒膿瘡。

三之氣，天政布，炎暑至，少陽臨上，雨乃涯。民病熱中，聾瞑、血溢、膿瘡、咳、嘔、鼽、衄、渴、嚏欠、喉痹、目赤、善暴死。

四之氣，涼乃至，炎暑間化，白露降。民氣和平，其病滿，身重。

五之氣，陽乃去，寒乃來，雨乃降，氣門乃閉，剛木早凋。民避寒邪，君子周密。

終之氣，地氣正，風乃至，萬物反生，霧霧以行，其病關閉不禁，心痛，陽氣不藏而咳。

抑其運氣，贊所不勝。必折其鬱氣，先取化源，暴過不生，苛疾不起，故歲宜咸辛宜酸，滲之泄之，漬之發之，觀氣寒溫以調其過。同風熱者多寒化，異風熱者少寒化，用熱遠熱，用溫遠溫，用寒遠寒，用涼遠涼，食宜同法，此其道也。有假者反之，反是者病之階也。

太陰之政丑未之紀也。

太陰、少角、太陽，清熱勝復同，同正宮，丁丑、丁未、其運風、清熱。少角（初正）、太徵、少宮、太商、少羽（終）。

太陰、少徵、太陽，寒雨勝復同，癸丑、癸未，其運熱、寒雨。少徵、太宮、少商、太羽（終）、太角。

太陰、少宮、太陽，風清勝復同，同正宮，己丑太一天符、己未太一天符，其運雨、風清。少宮、太商、少羽（終）、少角、（初）、太徵。

太陰、少商、太陽，熱寒勝復同，乙丑、乙未、其運涼、熱。少商、太羽（終）、太角（初）、少徵、太宮。

凡此太陰司天之政，氣化運行後天。陰專其政，陽氣退避，大風時起，天氣下降，地氣上騰，原野昏霧、白埃四起，雲奔南極，寒雨數至，物成於差夏。民病寒濕，腹滿，身䐜憤胕腫，痞逆，寒厥拘急。濕寒合德，黃黑埃昏，流行氣交，上應鎮星辰星。其政肅，其令寂，其谷黔玄。故陰凝於上，寒積於下，寒水勝火則為冰雹；陽光不治，殺氣乃行。故有餘宜高，不及宜下，有餘宜晚，不及宜早。土之利氣之化也。民氣亦從之，間谷命其太也。

初之氣，地氣遷，寒乃去，春氣正，風乃來，生布萬物以榮，民氣條舒，風濕相薄，雨乃後。民病血溢，筋絡拘強，關節不利，身重筋萎。

二之氣，大火正，物承化，民乃和。其病溫厲大行，遠近咸若，濕蒸相薄，雨乃時降。

三之氣，天政布，濕氣降，地氣騰，雨乃時降，寒乃隨之，感於寒濕，則民病身重、胕腫、胸腹滿。

四之氣，畏火臨、溽蒸化，地氣騰，天氣否隔，寒風曉暮，蒸熱相薄，草木凝煙，濕化不流，則白露陰布，以成秋令。民病腠理熱，血暴溢、瘧、心腹滿熱、臚脹、甚則胕腫。

五之氣，慘令已行，寒露下，霜乃早降、草木黃落、寒氣及體，君子周密，民病皮腠。

終之氣、寒大舉、濕大化、霜乃積、陰乃凝、水堅冰、陽光不治。感於寒，則病人關節禁固，腰脽痛，寒濕推於氣交而為疾也。

必折其鬱氣，而取化源，益其歲氣，無使邪勝。食歲谷以全其真，食間谷以保其精。故歲宜以苦燥之溫之。甚者發之泄之，不發不泄，則濕氣外溢，肉潰皮折，而水血交流。必贊其陽火，令御甚寒，從氣異同，少多其判也。同寒者以熱化，同濕者以燥化；異者少之，同者多之。用涼遠涼，用寒遠寒，用溫遠溫，用熱遠熱，食宜同法。假者反之，此其道也。反是者病也。

少陰之政子午之紀也。

少陰、大角、陽明、壬子、壬午、其運風鼓，其化鳴紊啟拆；其變振拉摧拔；其病支滿。太角（初正），少徵、太宮、少商、太羽（終）。

太陰、太徵、陽陰、戊子天符，戊午太一天符，其運炎暑，其化喧曜鬱燠，其變炎烈沸騰，其病上熱，血溢。太徵、少宮、太商、少羽（終）、少角（初）。

少陰、太宮、陽明、甲子、甲午、其運陰雨，其化柔潤時雨。其變震驚飄驟，其病中滿身重。太宮、少商、太羽（終）、太角（初）、少徵。

少陰、太商、陽明、庚子（同天符）、庚午（同天符）、同正商，其運涼勁，其化霧露蕭颼；其變肅凋零。其病下清。太商、少羽（終）、少角（初）、太徵、少宮。

少陰、太羽、陽明、丙子歲會、丙午、其運寒、其化凝慘慄冽；其變冰雪霜雹，其病寒下。太羽（終）、太角（初）、少徵、太宮、少商。

凡此少陰司天之政，氣化運行先天，地氣肅，天氣明，寒交暑，熱加燥，雲馳雨府，濕化乃行，時雨乃降。金火合德，上應熒惑，太白。其政明，其令切，其谷丹白。水火寒熱持於氣交，而為病始也。熱病生於上，清病生於下，寒熱淩犯而爭於中，民病咳喘，血溢血泄，鼽嚏目赤，眥瘍，寒厥入胃，心痛、腰痛、腹大、嗌干、腫上。

初之氣、地氣遷、燥將去、寒乃始、蟄復藏水乃冰，霜復降，風乃至，陽氣鬱。民反周密，關節禁固，腰脽痛，炎暑將起，中外瘡瘍。

二之氣，陽氣布，風乃行，春氣以正，萬物應榮，寒氣時至，民乃和。其病淋，目瞑目赤，氣鬱於上而熱。

三之氣，天政布，大火行，庶類蕃鮮，寒氣時至。民病氣厥心痛，寒熱更作，咳喘目赤。

四之氣，溽暑至，大雨時行，寒熱互至。民病寒熱，嗌乾、黃癉、鼽衄、飲發。

五之氣，畏火臨，暑反至，陽乃化，萬物乃生，乃長榮，民乃康。其病溫。

終之氣，燥令行，余火內格，腫於上，咳喘，甚則血溢。寒氣數舉，則霿霧翳。病生皮腠，內舍於脅，下連少腹而作寒中，地將易也。

必抑其運氣，資其歲勝，折其鬱發，先取化源，無使暴過而生其病也。食歲谷以全真氣，食間谷以避虛邪，歲宜咸以軟之，而調其上，甚則以苦發之；以酸收之，而安其下，甚則以苦泄之。適氣同異而多少之，同天氣者以寒清化；同地氣者以溫熱化。用熱遠熱，用涼遠涼，用溫遠溫，用寒遠寒，食宜同法。有假則反，此其道也，反是者病作矣。

厥陰之政己亥之紀也。

厥陰、少角、少陽，清熱勝復同，同正角，丁巳天符、丁亥天符，其運風，清熱。少角（初正）、太徵、少宮、太商、少羽（終）。

厥陰、少徵、少陽、寒雨勝復同，癸巳（同歲會）、癸亥（同歲會），其運熱，寒雨。少徵、太宮、少商、太羽（終）、太角（初）。

厥陰、少宮、少陽、風清勝復同，同正角，己巳，己亥，其運雨，風清。少宮、太商、少羽（終）、少角（初）、太徵。

厥陰、少商、少陽、熱寒勝復同，同正角，乙巳、乙亥、其運涼，熱寒。少商、太羽（終）、太角（初）、少徵、太宮。

厥陰、少羽、少陽、風雨勝復同，辛巳、辛亥、其運寒，雨風。少羽（終）、少角（初），太徵、少宮、太商。

凡此厥陰司天之政，氣化運行後天，諸同正歲，氣化運行同天，天氣擾，地氣正，風生高遠，炎熱從之，雲趨雨府，濕化乃行，風火同德，上應歲星，熒惑。其政撓，其令速，其谷蒼丹，間谷言太者。其耗文角品羽。風燥火熱，勝復更作，蟄蟲來見，流水不冰，熱病行於下，風病行於上，風燥勝復，形於中。

初之氣，寒始肅，殺氣方至，民病寒於右之下。

二之氣，寒不去，華雪水冰，殺氣施化，霜乃降，名草上焦，寒雨數至。陽復化，民病熱於中。

三之氣，天政布，風乃時舉。民病泣出，耳鳴掉眩。

四之氣，溽暑濕熱相薄，爭於左之上。民病黃癉而為胕腫。

五之氣，燥濕更勝，沉陰乃布，寒氣及體，風雨乃行。

終之氣，畏火司令，陽乃大化，蟄蟲出現，流水不冰，地氣大發，草乃生，人乃舒。其病溫厲。

必折其鬱氣，資其化源，贊其運氣，無使邪勝。歲宜以辛調上，以鹹調下，畏火之氣，無妄犯之。用溫遠溫，用熱遠熱，用涼遠涼，用寒遠寒，食宜同法。有假反常，此之道也。反是者病。

六氣者，行有次，止有位，故常以正月朔日平旦視之，睹其位而知其所在矣。運有餘其至先，運不及其至後，此天之道，氣之常也。運非有餘，非不足，是謂正歲，其至當其時也。

勝復之氣，其常在也，災眚時至，候非氣化者，是謂災也。

天地之數，終始明道。數之始起於上，而終於下，歲半之前，天氣主之，歲半之後，地氣主之，上下交互，氣交主之，歲紀華矣。故曰位明，氣月可知乎，所謂氣也。

則而行之，不合其數：氣用有多少，化洽有盛衰，衰盛多有，同其化也。

同化如：風溫春化同，熱曛昏火夏化同，勝與復同，燥清煙露秋化同，雲雨昏暝埃長夏化同，寒氣霜雪冰冬化同，此天地五運六氣之化，更用盛衰之常也。

五運行同天化者命曰天符，同地化者：太過而同天化者三，不及而同天化者亦三；太過而同地化者三，不及而同地化者亦三。此凡二十四歲也。

甲辰甲戌太宮下加太陰，壬寅壬申太角下加厥陰，庚子庚午太商下加陽明，如是者三。癸巳癸亥少征下加少陽，辛丑辛未少羽下加太陽，癸卯癸酉少征下加少陰，如是者三。戊子戊午太征上臨少陰，戊寅戊申太征上臨少陽，丙辰丙戌太羽上臨太陽，如是者三。丁巳丁亥少角上臨厥陰，乙卯乙酉少商上臨陽明。己丑己未，少宮上臨太陰。如是者三，除此二十四歲，則不加不臨也。

加者：太過而加同天符，不及而加同歲會也。

臨者：太過不及，皆曰天符，而變行有多少，病形有微甚，生死有早晏耳！

用寒遠寒，用熱遠熱：熱無犯熱，寒無犯寒，從者和，逆者病，不可不敬畏而遠之，所謂時興六位也。

司氣以熱，用熱無犯，司氣以寒，用寒無犯，司氣以涼，用涼無犯，司氣以溫，用溫無犯。間氣同其主無犯，異其主則小犯之，是謂四畏，必謹察之。

天氣反時，則可依則，及勝其主則可犯，以平為期，而不可過，是謂邪氣反勝者。故曰：無失天信，無逆氣宜，無翼其勝，無贊其復，是謂至治。

五運氣行主歲之紀，其有常數：

甲子、甲午歲，上少陰火，中太宮土運，下陽明金。熱化二，雨化五，燥化四，所謂正化日也。其化上鹹寒，中苦熱，下酸熱，所謂藥食宜也。

乙丑、乙未歲，上太陰土，中少商金運，下太陽水。熱化寒化勝復同，所謂邪氣化日也，災七宮。濕化五，清化四，寒化六，所謂正化日也。其化上苦熱，中酸和，下甘熱，所謂藥食宜也。

丙寅、丙申歲，上少陽相火，中太羽水運，下厥陰木，火化二，寒化六，風化三，所謂正化日也，其化上鹹寒，中鹹溫，下辛溫，所謂藥食宜也。

丁卯、丁酉歲，上陽明金，中少角木運，下少陰火。清化熱化勝復同，所謂邪氣化日也，災三宮，燥化九，風化三，熱化七，所謂正化日也。其化上苦，小溫，中辛和，下鹹寒，所謂藥食宜也。

戊辰、戊戌歲，上太陽水，中太征火運，下太陰土，寒化六，熱化七，濕化五，所謂正化日也。其化上苦溫，中甘和，下甘溫，所謂藥食宜也。

己巳、己亥歲，上厥陰木，中少宮土運，下少陽相火，風化清化勝復同，所謂邪氣化日也，災五宮，風化三，濕化五，火化七，所謂正化日也。其化上辛涼，中甘和，下鹹寒，所謂藥食宜也。

庚午、庚子歲，上少陰火，中太商金運，下陽明金，熱化七，清化九，燥化九，所謂正化日也。其化上鹹寒，中辛溫，下酸溫，所謂藥食宜也。

辛未、辛丑歲，上太陰土，中少羽水運，下太陽水，雨化風化勝復同，所謂邪氣化日也。災一宮，雨化五，寒化一，所謂正化日也。其化上苦熱，中苦和，下苦熱，所謂藥食宜也。

壬申、壬寅歲，上少陽相火，中太角木運，下厥陰木。火化二，風化八，所謂正化日也。其化上鹹寒，中酸和，下辛涼，所謂藥食宜也。

癸酉、癸卯歲，上陽明金，中少征火運，下少陰火。寒化雨化勝負同，所謂邪氣化日也。災九宮，燥化九，熱化二，所謂正化日也。其化上苦小溫，中咸溫，下鹹寒，所謂藥食宜也。

甲戌、甲辰歲，上太陽水，中太宮土運，下太陰土，寒化六，濕化五，正化日也。其化上苦熱，中苦溫，下苦溫，藥食宜也。

乙亥、乙巳歲，上厥陰木，中少商金運，下少陽相火，熱化寒化勝負同，邪氣化日也。災七宮，風化八，清化四，火化二，正化度也。其化上辛涼，中酸和，下鹹寒，藥食宜也。

丁丑、丁未歲，上太陰土，中少角木運，下太陽水，清化熱化勝負同，邪氣化度也。災三宮，雨化五，風化三，寒化一，正化度也。其化上苦溫，中辛溫，下甘熱，藥食宜也。

戊寅、戊申歲，上少陽相火，中太征火運，下厥陰木，火化七，風化三，正化度也。其化上鹹寒，中甘和下辛涼，藥食宜也。

己卯、己酉歲，上陽明金，中少宮土運，下少陰火，風化清化勝負同，邪氣化度也。災五宮，清化九，雨化五，熱化七，正化度也。其化上苦小溫，中甘和，下鹹寒，藥食宜也。

庚辰、庚戌歲，上太陽水，中太商金運，下太陰土，寒化一，清化九，雨化五，正化度也。其化上苦熱，中辛溫，下甘熱，藥食宜也。

辛巳、辛亥歲，上厥陰木，中少羽水運，下少陽相火，雨化風化勝負同，邪氣化度也。災一宮，風化三，寒化一，火化七，正化度也。其化上辛涼，中苦和，下鹹寒，藥食宜也。

壬午、壬子歲，上少陰火，中太角木運，下陽明金，熱化二，風化八，清化四，正化度也。其化上鹹寒，中酸涼，下酸溫，藥食宜也。

癸未、癸丑歲，上太陰土，中少征火運，下太陽水，寒化雨化勝負同，邪氣化度也。災九宮，雨化五，火化二，寒化一，正化度也。其化上苦溫，中鹹溫，下甘熱，藥食宜也。

甲申、甲寅歲，上少陽相火，中太宮土運，下厥陰木，火化二，雨化五，風化八，正化度也。其化上咸寒，中鹹和，下辛涼，藥食宜也。

乙酉、乙卯歲，上陽明金，中少商金運，下少陰火，熱化寒化勝負同，邪氣化度也。災七宮，燥化四，清化四，熱化二，正化度也。其化上苦小溫，中苦和，下鹹寒，藥食宜也。

丙戌、丙辰歲，上太陽水，中太羽水運，下太陰土，寒化六，雨化五，正化度也。其化上苦熱，中鹹溫，下甘熱，藥食宜也。

丁亥、丁巳歲，上厥陰木，中少角木運，下少陽相火，清化熱化勝負同，邪氣化度也。災三宮，風化三，火化七，正化度也。其化上辛涼，中辛和，下鹹寒，藥食宜也。

戊子、戊午歲，上少陰火，中太征火運，下陽明金，熱化七，清化九，正化度也。其化上鹹寒，中甘寒，下酸溫，藥食宜也。

己丑，己未歲，上太陰土，中少宮土運，下太陽水，風化清化勝負同，邪氣化度也。災五宮，雨化五，寒化一，正化度也。其化上苦熱，中甘和，下甘熱，藥食宜也。

庚寅、庚申歲，上少陽相火，中太商金運，下厥陰木，火化七，清化九，風化三，正化度也。其化上鹹寒，中辛溫，下辛涼，藥食宜也。

辛卯、辛酉歲，上陽明金，中少羽水運，下少陰火，雨化風化勝負同，邪氣化度也。

災一宮，清化九，寒化一，熱化七，正化度也。其化上苦小溫，中苦和，下鹹寒，藥食宜也。

壬辰、壬戌歲，上太陽水，中太角木運，下太陰土，寒化六，風化八，雨化五，正化度也。其化上苦溫，中酸和，下甘溫，藥食宜也。

癸巳、癸亥，上厥陰木，中少征火運，下少陽相火，寒化雨化勝負同，邪氣化度也。災九宮，風化八，火化二，正化度也。其化上辛涼，中鹹和，下鹹寒，藥食宜也。

凡此定期之紀，勝復正化，皆有常數，不可不察，故知其要者，一言而終，不知其要，流散無窮，此之謂也。

五運之氣，亦復歲，郁極乃發，待時而作也。五常之氣，太過不及，其發異也。

太過者暴，不及者徐，暴者為病甚，徐者為病持。

太過者其數成，不及者其數生，土常以生也。其發也：

土鬱之發，岩谷震驚，雷殷氣交，埃昏黃黑，化為白氣，飄驟高深，擊石飛空，洪水乃從，川流漫衍，田牧土駒。化氣乃敷，善為時雨，始生始長，始化始成。故民病心腹脹，腸鳴而為數後，甚則心痛脅䐜，嘔吐霍亂，飲發注下，胕腫身重。雲奔雨府，霞擁朝陽，山澤埃昏，其乃發也。以其四氣，雲橫天山，浮游生滅，怫之先兆。

金鬱之發，天潔地明，風清氣切，大涼乃舉，草樹浮煙，燥氣以行，霿霧數起，殺氣來至，草木蒼干，金乃有聲。故民病咳逆，心脅滿引少腹，善暴痛，不可反側，嗌干面塵，色惡。山澤焦枯，土凝霜鹵，怫乃發也，其氣五。夜零白露，林莽聲凄，怫之兆也。

水鬱之發，陽氣乃避，陰氣暴舉，大寒乃至，川澤嚴凝，寒氛結為霜雪，甚則黃黑昏翳，流行氣交，乃為霜殺，水乃見祥。故民病寒客心痛，腰脽痛，大關節不利，屈伸不便，善厥陰，痞堅，腹滿。陽光不治，空積沉陰，白埃昏瞑，而乃發也。其氣二火前後。太虛深玄，氣猶麻散，微見而隱，色黑微黃，怫之先兆也。

木鬱之發，太虛埃昏，雲物以擾，大風乃至，屋發折木，木有變。故民病胃脘當心而痛，上支兩脅，膈咽不通，食飲不下，甚則耳鳴眩轉，目不識人，善暴僵仆。太虛蒼埃，天山一色，或氣濁色黃黑郁若，橫雲不起雨，而乃發也。其氣無常。長川草偃，柔葉呈陰，松吟高山，虎嘯岩岫，怫之先兆也。

火鬱之發，太虛腫翳，大明不彰，炎火行，大暑至，山澤燔燎，材木流津，廣廈騰煙，土浮霜鹵，止水乃減，蔓草焦黃，風行惑言，濕化乃後。故民病少氣，瘡瘍癰腫，脅腹胸背，面首四支，䐜憤臚脹，瘍痱嘔逆，瘈瘲骨痛，節乃有動，注下溫瘧，腹中暴痛，血溢流注，精液乃少，目赤心熱，甚則瞀悶懊憹，善暴死。刻終大溫，汗濡玄府，其乃發也。其氣四。動復則靜，陽極反陰，濕令乃化乃成，華髮水凝，山川冰雪，焰陽午澤，怫之先兆也。

有怫之應而後報也，皆觀其極而乃發也。木發無時，水隨火也。謹候其時，病可與期，失時反歲，五氣不行，生化收藏，政無恆也。

水發而雹雪，土發而飄驟，木發而毀折，金發而清明，火發而曛昧，氣有多少，發有微甚。微者當其氣，甚者兼其下，徵其下氣，而見可知也。

五氣之發不當位者命其差。差有數∴後皆三十度而有奇也。

氣至而先後者∴運太過則其至先，運不及則其至後，此後之常也。

當時而至者∴非太過非不及，則至當時，非是者害也。

氣有非時而化者∴太過者當其時，不及者歸其己勝也。

四時之氣，至有早晏高下左右，其候∴行有逆順，至有遲速，故太過者化先天，不及者化後天。

春氣西行，夏氣北行，秋氣東行，冬氣南行。故春氣始於下，秋氣始於上，夏氣始於中。冬氣始於標，春氣始於左，秋氣始於右，冬氣始於後，夏氣始於前，此四時正化之常。故至高之地，冬氣常在，至下之地，春氣常在。必謹察之。

五運六氣之應見，六化之正，六變之紀∴六氣正紀，有化有變，有勝有負，有用有病，不同其候，氣之所至也，厥陰所至為和平，少陰所至為暄，太陰所至為埃溽，少陽所至為炎暑，陽明所至為清勁，太陽所至為寒氛，時化之常也。

厥陰所至為風府，為興啟；少陰所至為火府，為舒榮；太陰所至為雨府，為員盈；少陽所至為熱府，為行出；陽明所至為司殺府，為庚蒼；太陽所至為寒府，為歸藏；司化之常也。

厥陰所至，為生為風搖；少陰所至，為榮為形見；太陰所至，為化為雲雨；少陽所至，為長為蕃鮮；陽明所至，為收為霧露；太陽所至，為藏為周密；氣化之常也。

厥陰所至，為風生，終為肅；少陰所至，為熱生，中為寒；太陰所至，為濕生，終為注雨；少陽所至，為火生，終為蒸溽；陽明所至，為燥生，終為涼；太陽所至，為寒生，中為溫，德化之常也。

厥陰所至為毛化，少陰所至為羽化，太陰所至為倮化，少陽所至為羽化，陽明所至為介化，太陽所至為鱗化，德化之常也。

厥陰所至為生化，少陰所至為榮化，太陰所至為濡化，少陽所至為茂化，陽明所至為堅化，太陽所至為藏化，布政之常也。

厥陰所至為飄怒太涼，少陰所至為太暄寒，太陰所至為雷霆驟注烈風，少陽所至為飄風燔燎霜凝，陽明所至為散落溫，太陽所至為寒雪冰雹白埃，氣變之常也。

厥陰所至為撓動，為迎隨；少陰所至為高明焰，為曛；太陰所至為沉陰，為白埃，為晦暝；少陽所至為光顯，為彤雲，為曛；陽明所至為煙埃，為霜，為勁切，為淒鳴；太陽所至為剛固，為堅芒，為立，令行之常也。

厥陰所至為里急，少陰所至為瘍眕身熱，太陰所至為積飲否隔，少陽所至為噎嘔為瘡瘍，陽明所至為浮虛，太陽所至為屈伸不利，病之常也。

厥陰所至為支痛，少陰所至為驚惑，惡寒戰慄，譫妄，太陰所至為積滿，少陽所至驚躁，瞀昧暴病，陽明所至為鼽尻陰股膝髀腨骺足病，太陽所至為腰痛，病之常也。

厥陰所至為緛戾，少陰所至為悲妄衄衊，太陰所至為中滿霍亂吐下，少陽所至為喉痹耳鳴嘔涌，陽明所至皴揭，太陽所至為寢汗痙，病之常也。

厥陰所至為脅痛、嘔泄，少陰所至為語笑，太陰所至為重胕腫，少陽所至為暴注，瞤瘛，暴死，陽明所至為鼽嚏，太陽所至為流泄，禁止，病之常也。

凡此十二變者，報德以德，報化以化，報政以政，報令以令，氣高則高，氣下則下，氣後則後，氣前則前，氣中則中，氣外則外，位之常也。故風勝則動，熱勝則腫，燥熱則干，寒勝則浮，濕勝則濡泄，甚則水閉胕腫，隨氣所在，以言其變耳。

六氣之用，各歸不勝而為化，故太陰雨化，施於太陽；太陽寒化，施於少陰，少陰熱化，施於陽明；陽明燥化，施於厥陰；厥陰風化，施於太陰，各命其所在以徵之也。

自得其位常化。命其位而方月可知也。

六位之氣盈虛：太少異也。太者之至徐而常，少者暴而亡。

天地之氣盈虛：天氣不足，地氣隨之；地氣不足，天氣從之，運居其中而常先也。惡所不勝，歸所同和，隨運歸從，而生其病也。故上勝則天氣降而下，下勝則地氣遷而上。多少而差其分，微者小差，甚者大差，甚則位易氣交，易則大變生而病作矣。大要曰：甚紀五分，微紀七分，其差可見，此之謂也。

論言熱無犯熱，寒無犯寒，發表而不遠熱，攻里不遠寒。不發不攻，而犯寒犯熱：寒熱內賊，其病益甚。無者生之，有者甚之。不遠熱則熱至，不遠寒則寒至，寒至則堅否，腹滿、痛急、下利之病生矣。熱至則身熱，吐下霍亂，癰疽瘡瘍、瞀鬱、注下、瞤瘈、腫脹、嘔、鼽衄、頭痛、骨節變、肉痛、血溢、血泄、淋閟之病作矣。時必順之，犯者治以勝也。

婦人重身，有故無損，亦無殞也。大積大聚，其可犯也，衰其太半而止，過者死。木鬱達之，火鬱發之，土鬱奪之，金鬱泄之，水鬱折之，然調其氣。過者折之，以其畏也，所謂瀉之。

假者：有假其氣，則無禁也。所謂主氣不足，客氣勝也。厥陰司天，其化以風；少陰司天，其化以熱；太陰司天，其化以濕；少陽司天，其化以火；陽明司天，其化以燥；太陽司天，其化以寒，以所臨臟位，命其病者也。

地化司天同候，間氣皆然。司左右者是謂間氣也。主歲者紀歲，間氣者紀步也。
厥陰司天為風化，在泉為酸化，司氣為蒼化，間氣為動化。
少陰司天為熱化，在泉為苦化，不司氣化，居氣為灼化。
太陰司天為濕化，在泉為甘化，司氣為黅化，間氣為柔化。
少陽司天為火化，在泉為苦化，司氣為丹化，間氣為明化。
陽明司天為燥化，在泉為辛化，司氣為素化，間氣為清化。
太陽司天為寒化，在泉為鹹化，司氣為玄化，間氣為藏化。
故治病者，必明六化分治，五味五色所生，五藏所宜，乃可以言盈虛病生之緒也。
帝曰：厥陰在泉，而酸化先，風行於地，所謂本也，餘氣同法。本乎天者，天之氣也；本乎地者，地之氣也。天地合氣，六節分而萬物化生矣。故曰：謹候氣宜，無失病機，此之謂也。
其主病司歲備物，則無遺主矣。先歲物，天地之專精也。司氣者主歲同然，有餘不足也。非司歲物，散也，故質同而升等也。氣味有薄厚，性用有躁靜，治保有多少，力化有淺深，此之謂也。
歲主臟害：以所不勝命之，則其要也。上淫於下，所勝平之；外淫於內，所勝治之。平氣謹察陰陽所在而調之，以平為期。正者正治，反者反治。

察陰陽所在而調之，論言人迎與寸口相應，若引繩，小大齊等，命曰平。陰之所在寸口，視歲南北可知之矣。北政之歲，少陰在泉，則寸口不應；厥陰在泉，則右不應；太陰在泉，則左不應；南政之歲，少陰司天，則寸口不應；厥陰司天，則右不應；太陰司天，則左不應；諸不應者反其診則見矣。

尺候：北政之歲，三陰在下，則寸不應，三陰在上，則尺不應。南政之歲，三陰在天，則寸不應，三陰在泉，則尺不應，左右同。故曰知其要者，一言而終，不知其要，流散無窮，此之謂也。

天地之氣，內淫而病：

歲厥陰在泉，風淫所勝，則地氣不明，平野昧，草乃早秀。民病洒洒振寒，善伸數欠，心痛支滿，兩脅裏急，飲食不下，膈咽不通，食則嘔，腹脹善噫，得後與氣，則快然如衰，身體皆重。

歲少陰在泉，熱淫所勝，則焰浮川澤，陰處反明。民病腹中常鳴，氣上沖胸、喘、不能久立，寒熱皮膚痛、目瞑齒痛、頔腫、惡寒發熱如瘧，少腹中痛、腹大、蟄蟲不藏。

歲太陰在泉，草乃早榮，濕淫所勝，則埃昏岩谷，黃反見黑，至陰之交。民病飲積心痛，耳聾，渾渾焞焞，溢腫喉痹，陰病血見，少腹痛腫，不得小便，病衝頭痛，目似脫，項似拔，腰似折，髀不可以回，膕如結，腨如別。

歲少陽在泉，火淫所勝，則焰明郊野，寒熱更至。民病注泄赤白，少腹痛，溺赤，甚則血便，少陰同候。

歲陽明在泉，燥淫所勝，則霧霧清瞑。民病喜嘔，嘔有苦，善太息，心脅痛，不能反側，甚則嗌乾，面塵，身無膏澤，足外反熱。

歲太陽在泉，寒淫所勝，則凝肅慘栗。民病少腹控睪引腰脊，上衝心痛，血見嗌痛，頷腫。

治之：諸氣在泉，風淫於內，治以辛涼，佐以苦；以甘緩之，以辛散之；熱淫於內，治以鹹寒，佐以甘苦，以酸收之，以苦發之；濕淫於內，治以苦熱，佐以酸淡，以苦燥之，以淡泄之，火淫於內，治以鹹冷，佐以苦辛，以酸收之，以苦發之；燥淫於內，治以苦溫，佐以甘辛，以苦下之；寒淫於內，治以甘熱，佐以苦辛，以鹹瀉之，以辛潤之，以苦堅之。

天氣之變：厥陰司天，風淫所勝，則太虛埃昏，雲物以擾，寒生春氣，流水不冰。民病胃脘當心而痛，上肢兩脅，膈咽不通，飲食不下，舌本強，食則嘔，冷泄腹脹，溏泄瘕水閉，蟄蟲不去病本於脾。衝陽絕，死不治。

少陰司天，熱淫所勝，怫熱至，火行其政。民病胸中煩熱，嗌乾、右胠滿、皮膚痛，寒熱咳喘，大雨且至、唾血血泄、鼽衄、嚏嘔、溺色變，甚則瘡瘍胕腫、肩背臂臑及缺盆中痛，心痛肺䐜，腹大滿，膨膨而喘咳，病本於肺，尺澤絕，死不治。

太陰司天，濕淫所勝，則沉陰且布，雨變枯槁，胕腫骨痛，陰痹。陰痹者，按之不得，腰脊頭項痛、時眩、大便難，陰氣不用，飢不欲食，咳唾則有血，心如懸。病本於腎，太溪絕，死不治。

少陽司天，火淫所勝，則溫氣流行，金政不平。民病頭痛，發熱惡寒而瘧，熱上皮膚痛，色變黃赤，傳而為水，身面胕腫、腹滿仰息、泄注赤白、瘡瘍、咳唾血、煩心，胸中熱，甚則鼽衄，病本於肺。天府絕，死不治。

陽明司天，燥淫所勝，則木乃晚榮，草乃晚生，筋骨內變。民病左胠脅痛，寒清於中，感而瘧，大涼革候，咳、腹中鳴，注泄鶩溏，名木斂生，菀於下，草焦上首，心脅暴痛，不可反側，嗌乾面塵腰痛，丈夫㿗疝，婦人少腹痛，目昧眥，瘍瘡痤癰，蟄蟲來見，病本於肝。太衝絕，死不治。

太陽司天，寒淫所勝，則寒氣反至，水且冰，血變於中，發為癰瘍。民病厥心痛，嘔血、血泄、鼽衄，善悲，時眩仆。運火炎烈，雨暴乃雹。胸腹滿、手熱肘攣，腋腫、心澹澹大動，胸脅胃脘不安、面赤目黃、善噫嗌乾，甚則色炱，渴而欲飲，病本於心。神門絕，死不治。

所謂動氣，知其臟也。治之：

司天之氣，風淫所勝，平以辛涼，佐以苦甘，以甘緩之，以酸瀉之。熱淫所勝，平以鹹寒，佐以苦甘，以酸收之。濕淫所勝，平以苦熱，佐以酸辛，以苦燥之，以淡泄之。濕上甚而熱，治以苦溫，佐以甘辛，以汗為故而止。火淫所勝，平以酸冷，佐以苦甘，以酸收之，以苦發之，以酸復之。熱淫同。燥淫所勝，平以苦濕，佐以酸辛，以苦下之。寒淫所勝，平以辛熱，佐以甘苦，以鹹瀉之。

邪氣反勝，治之：

風司於地，清反勝之，治以酸溫，佐以苦甘，以辛平之。熱司於地，寒反勝之，治以甘熱，佐以苦辛，以鹹平之。濕司於地，熱反勝之，治以苦冷，佐以鹹甘以苦平之。。火司於地，寒反勝之，治以甘熱，佐以苦辛，以鹹平之。燥司於地，熱反勝之，治以平寒，佐以苦甘，以酸平之，以和為利。寒司於地，熱反勝之，治以鹹冷，佐以甘辛，以苦平之。

司天邪勝：風化於天，清反勝之，治以酸溫，佐以甘苦。熱化於天，寒反勝之，治以甘溫，佐以苦酸辛。濕化於天，熱反勝之，治以苦寒，佐以苦酸。火化於天，寒反勝之，治以甘熱，佐以苦辛。燥化於天，熱反勝之，治以辛寒，佐以苦甘。寒化於天，熱反勝之，治以鹹冷，佐以苦辛。

六氣相勝：厥陰之勝，耳鳴頭眩，憒憒欲吐，胃膈如寒。大風數蟲不滋。胠脅氣並，化而為熱，小便黃赤，胃脘當心而痛，上肢兩脅，腸鳴飧泄，少腹痛，注下赤白，甚則嘔吐，膈咽不通。

少陰之勝，心下熱，善飢，齊下反動，氣游三焦。炎暑至，木乃津，草乃萎。嘔逆躁煩、腹滿痛、溏泄，傳為赤沃。

太陰之勝，火氣內鬱，瘡瘍於中，流散於外，病在胠脅，甚則心痛，熱格，頭痛、喉痹、項強。獨勝則濕氣內鬱，寒迫下焦，痛留頂，互引眉間，胃滿。雨數至，燥化乃見。少腹滿，腰脽重強，內不便，善注泄，足下溫，頭重，足脛胕腫，飲發於中，胕腫於上。

少陽之勝，熱客於胃，煩心、心痛、目赤，欲嘔、嘔酸、善飢、耳痛、溺赤、善驚、譫妄。暴熱消爍，草萎水涸，介蟲乃屈。少腹痛，下沃赤白。

陽明之勝，清發於中，左胠脅痛、溏泄、內為嗌塞、外發癀疝。大涼肅殺，華英改容，毛蟲乃殃。胸中不便，嗌塞而咳。

太陽之勝，凝栗且至，非時水冰，羽乃後化。痔瘧發，寒厥入胃則內生心痛，陰中乃瘍，隱曲不利，互引陰股，筋肉拘苛，血脈凝泣，絡滿色變，或為血泄，皮膚否腫，腹滿食減，熱反上行，頭項囟頂腦戶中痛，目如脫；寒入下焦，傳為濡瀉。

治之：厥陰之勝，治以甘清，佐以苦辛，以酸瀉之。少陰之勝，治以辛寒，佐以苦鹹，以甘瀉之，太陰之勝，治以鹹熱，佐以辛甘，以苦瀉之。少陽之勝，治以辛寒，佐以甘鹹，以甘瀉之。陽明之勝，治以酸溫，佐以辛甘，以苦泄之。太陽之勝，治以甘熱，佐以辛酸，以鹹瀉之。

六氣之復：

厥陰之復，少腹堅滿，裏急暴痛，偃木飛沙，倮蟲不榮，厥心痛，汗發嘔吐，飲食不入，入而復出，筋骨掉眩，清厥，甚則入脾，食痺而吐。衝陽絕，死不治。

少陰之復，燠熱內作，煩躁鼽嚏，少腹絞痛，火見燔焫，嗌燥，分注時止，氣動於左，上行於右，欬，皮膚痛，暴瘖心痛鬱冒不知人，乃洒淅惡寒振慄譫妄，寒已而熱，渴而欲飲，少氣骨痿隔腸不便，外為浮腫噦噫，赤氣後化，流水不冰，熱氣大行，介蟲不復，病疿胗瘡瘍癰疽痤痔，甚則入肺，欬而鼻淵。天府絕，死不治。太陰之復，濕變乃舉，體重中滿，食飲不化，陰氣上厥，胸中不便，飲發於中，欬喘有聲，大雨時行，鱗見於陸，頭頂痛重，而掉瘛尤甚，嘔而密默唾吐清液，甚則入腎，竅寫無度。太谿絕，死不治。

少陽之復，大熱將至，枯燥燔爇，介蟲乃耗，驚瘛欬衄，心熱煩躁，便數憎風，厥氣上行，面如浮埃，目乃瞤瘛，火氣內發，上為口糜嘔逆，血溢血泄，發而為瘧，惡寒鼓慄，寒極反熱，嗌絡焦槁，渴引水漿，色變黃赤，少氣脈萎，化而為水，傳為胕腫，甚則入肺，欬而血泄。尺澤絕，死不治。

陽明之復，清氣大舉，森木蒼乾，毛蟲乃厲，病生胠脇，氣歸於左，善太息，甚則心痛否滿，腹脹而泄，嘔苦欬噦煩心，病在鬲中頭痛，甚則入肝，驚駭筋攣。太衝絕，死不治。

太陽之復，厥氣上行，水凝雨冰，羽蟲乃死，心胃生寒，胸膈不利，心痛否滿，頭痛善悲，時眩仆，食減腰脽反痛，屈伸不便，地裂冰堅，陽光不治，少腹控睾，引腰脊上衝心，唾出清水及為噦噫，甚則入心，善忘善悲。神門絕，死不治。

治之：厥陰之復，治以酸寒，佐以甘辛，以酸瀉之，以甘緩之。

少陰之復，治以鹹寒，佐以苦辛，以甘瀉之，以酸收之，辛苦發之，以鹹軟之。

太陰之復，治以苦熱，佐以酸辛，以苦瀉之，燥之、泄之。

少陽之復，治以鹹冷，佐以苦辛，以鹹軟之，以酸收之，辛苦發之；發不遠熱，無犯溫涼。少陰同法。

陽明之復，治以辛溫，佐以苦甘，以苦泄之，以苦下之，以酸補之。

太陽之復，治以鹹熱，佐以甘辛，以苦堅之。

治諸勝復，寒者熱之，熱者寒之，溫者清之，清者溫之，散者收之，抑者散之，燥者潤之，急者緩之，堅者軟之，脆者堅之，衰者補之，強者瀉之，各安其氣，必清必靜，則病氣衰去，歸其所宗，此治之大體也。

氣之上下：身半以上其氣三矣，天之分也，天氣主之；身半以下，其氣三矣，地之分也，地氣主之。以名命氣，以氣命處，而言其病半，所謂天樞也。

故上勝而下俱病者，以地名之；下勝而上俱病者，以天名之。所謂勝至，報氣屈伏而未發也。復至則不以天地異名，皆如復氣為法也。

勝復之動，時有常位，而氣無必也。

初氣終三氣，天氣主之，勝之常也；四氣盡終氣，地氣主之，復之常也。有勝則復，無勝則否。

復已而勝：勝至而復，無常數也，衰乃止耳。復已而勝，不復則害，此傷生也。

復而反病：居非其位，不相得也。大復其勝，則主勝之，故反病也，所謂火燥熱也。

治之：氣之勝也，微者隨之，甚者制之；氣之復也，和者平之，暴者奪之。皆隨勝氣，安其屈伏，無問其數，以平為期，此其道也。

客主之氣，勝而無復也。主勝逆，客勝從，天之道也。

厥陰司天，客勝則耳鳴掉眩，甚則咳，主勝則胸脅痛，舌難以言。

少陰司天，客勝則鼽、嚏、頸項強、肩背瞀熱、頭痛、少氣，發熱、耳聾、目瞑，甚則胕腫、血溢、瘡瘍、咳喘。主勝則心熱煩躁，甚則脅痛支滿。

太陰司天，客勝則首面胕腫，呼吸氣喘。主勝則胸腹滿，食已而瞀。

少陽司天，客勝則丹胗外發，及為丹熛、瘡瘍、嘔逆、喉痹、頭痛、嗌腫、耳聾、血溢、內為瘈瘲。主勝則胸滿、咳、仰息，甚而有血，手熱。

陽明司天，清復內餘，則欬衄嗌塞，心鬲中熱，欬不止而白血出者死。

太陽司天，客勝則胸中不利，出清涕感寒則欬，主勝則喉嗌中鳴。

厥陰在泉，客勝則大關節不利，內為痙強拘瘛，外為不便，主勝則筋骨繇併，腰腹時痛。

少陰在泉，客勝則腰痛尻股膝髀腨䯒足病，瞀熱以酸，胕腫不能久立，溲便變，主勝則厥氣上行，心痛發熱，鬲中眾痺皆作，發於胠脇魄汗不藏，四逆而起。

太陰在泉，客勝則足痿下重，便溲不時，濕客下焦，發而濡寫，及為腫隱曲之疾，主勝則寒氣逆滿，食飲不下，甚則為疝。

少陽在泉，客勝則腰腹痛而反惡寒，甚則下白溺白，主勝則熱反上行而客於心，心痛發熱，格中而嘔，少陰同候。

陽明在泉，客勝則清氣動下，少腹堅滿而數便寫，主勝則腰重腹痛，少腹生寒下為鶩溏，則寒厥於腸，上衝胸中，甚則喘不能久立。

太陽在泉，寒復內餘，則腰尻痛屈伸不利，股脛足膝中痛。

治之：高者抑之，下者舉之，有餘折之，不足補之，佐以所利，和以所宜，必安其主客，適其寒溫，同者逆之，異者從之。

治寒以熱，治熱以寒，氣相得者逆之，不相得者從之。其於正味：

木位之主，其瀉以酸，其補以辛；火位之主，其瀉以甘，其補以鹹；土位之主，其瀉以苦，其補以甘；金味之主，其補以酸；水位之主，其瀉以鹹，其補以苦。

厥陰之客，以辛補之，以酸瀉之，以甘緩之，少陰之客，以鹹補之，以甘瀉之，以鹹收之；太陰之客，以甘補之，以苦瀉之，以甘緩之。少陽之客，以鹹補之，以甘瀉之，以鹹軟之。陽明之客，以酸補之，以辛瀉之，以苦泄之；太陽之客，以苦補之，以鹹瀉之，以苦堅之，以辛潤之，開發腠理，致津液通氣也。

六氣之勝：乘其至也；清氣大來，燥之勝也，風木受邪，肝病生焉；熱氣大來，火之勝也，金燥受邪，肺病生焉；寒氣大來，水之勝也，火熱受邪，心病生焉；濕氣大來，土之勝也，寒水受邪，腎病生焉；風氣大來，木之勝也，土濕受邪脾病生焉。所謂感邪而生病也。乘年之虛，則邪甚也。失時之和亦邪甚也。遇月之空，亦邪甚也。重感於邪，則病危矣。有勝之氣，其來必復也。

六氣標本所從不同：氣有從本者，有從標本者，有不從標本者也。少陽太陰從本，少陰太陽從本從標，陽明厥陰不從標本，從乎中也。故從本者化生於本，從標本者有標本之化，從中者以中氣為化也。

是故百病之起有生於本者，有生於標者，有生於中氣者，有取本而得者，有取標而得者，有取中氣而得者，有取標本而得者，有逆取而得者，有從取而得者。逆，正順也，若順，逆也。

故曰：知標與本，用之不殆，明知逆順，正行無問，此之謂也。不知是者，不足以言診，足以亂經。故大要曰：粗工嘻嘻，以為可知，言熱末已，寒病復始，同氣異形，迷診亂經，此之謂也。

夫標本之道要而博，小而大，可以言一而知百病之害，言標與本，易而無損，察本與標，氣可令調，明知勝復，為萬民式，天之道畢矣。

勝復之變，早晏：

所勝者勝至已病，病已慍慍而復已萌也。所復者，勝盡而起，得位而甚，勝有微甚，復有少多，勝和而和，勝虛而虛，天之常也。

勝復之作，動不當位，或後時而至：氣之生與其化衰盛異也。寒暑溫涼盛衰之用，其在四維，故陽之動始於溫，盛於暑；陰之動始於清，盛於寒；春夏秋冬各差其分。故大要曰：彼春之暖；為夏之暑；彼秋之忿，為冬之怒。謹按四維，斥候皆歸，其終可見，其始可知，此之謂也。

差有數：又凡三十度也。

氣之相守司也，如權衡之不得相失也。夫陰陽之氣清淨，則生化治，動則苛疾起，此之謂也。

兩陰交盡故日幽，兩陽合明故日明。幽明之配，寒暑之異也。

氣至之謂至，氣分之謂分。至則氣同，分則氣異，所謂天地之正紀也。

春秋氣始於前，冬夏氣始於後，六氣往複，主歲不常也，其補瀉：上下所主，隨其攸利，正其味，則其要也。左右同法。大要日：少陽之主，先甘後鹹；陽明之主，先辛後酸；太陽之主，先鹹後苦；厥陰之主，先酸後辛；少陰之主，先甘後鹹；太陰之主，先苦後甘。佐以所利，資以所生，是謂得氣。

百病之生也，皆生於風寒暑濕燥火，以之化之變也。審察病機，無失氣宜，此之謂也。

病機：

諸風掉眩，皆屬於肝；諸寒收引，皆屬於腎；諸氣膹鬱，皆屬於肺；諸濕腫滿，皆屬於脾；諸熱瞀瘈，皆屬於火；諸痛癢瘡，皆屬於心；諸厥固泄，皆屬於下；諸痿喘嘔，皆屬於上，諸禁鼓栗。如喪神守，皆屬於火；諸痙項強，皆屬於濕；諸逆衝上，皆屬於火；諸脹腹大，皆屬於熱；諸燥狂越，皆屬於火；諸暴強直，皆屬於風；諸病有聲，鼓之如鼓，皆屬於熱；諸病胕腫，疼酸驚駭，皆屬於火；諸轉反戾，水液渾濁，皆屬於熱；諸病水液，澄徹清冷，皆屬於寒，諸嘔吐酸，暴注下迫，皆屬於熱。

故大要日：謹守病機，各司其屬，有者求之，無者求之，盛者責之，虛者責之，必先五勝，疏其血氣，令其調達，而致和平，此之謂也。

寒者熱之，熱者寒之，微者逆之，甚者從之，堅者削之，客者除之，勞者溫之，結者散之，留者攻之，燥者濡之，急者緩之，散者收之，損者溫之，逸者行之，驚者平之，上之下之，摩之浴之，薄之劫之，開之發之，適事為故。

逆者正治，從者反治，從少從多，觀其事也。

熱因寒用，寒因熱用，塞因塞用，通因通用，必伏其所主，而先其所因，其始則同，其終則異，可使破積，可使潰堅，可使氣和，可使必已。

逆之從之，逆而從之，從而逆之，疏氣令調，則其道也。

從內之外者，調其內，從外之內者，治其外；從內之外而盛於外者，先調其內而後治其外，從外之內而盛於內者，先治其外而後調其內；中外不相及，則治主病。

勝復之氣，會遇之時，有多少也。陰氣多而陽氣少，則其發日遠；陽氣多而陰氣少，則其發日近。此勝復相薄，盛衰之節，瘧亦同法。

諸寒之而熱者，取之陰；熱之而寒者，取之陽；所謂求其屬也。

調氣之方，必別陰陽，定其中外，各守其鄉。內者內治，外者外治，微者調之，其次平之，盛者奪之，汗者下之，寒熱溫涼，衰之以屬，隨其攸利，謹道如法，萬舉萬全，氣血正平，長有天命。

夫陰陽逆從，標本之為道也，小而大，言一而知百病之害，少而多，淺而博，可以言一而知百也。以淺而知深，察近而知遠，言標與本，易而勿及，治反為逆，治得為從。先病而後逆者治其本，先逆而後病者治其本，先寒而後生病者治其本，先病而後生寒者治其本，先熱而後生病者治其本，先熱而後生中滿者治其標，先病而後泄者治其本，先泄而後生他病者治其本，必且調之，乃治其他病，先病而後先中滿者治其標，先中滿而後煩心者治其本。人有客氣有同氣，小大不利治其標，小大利治其本。病發而有餘，本而標之，先治其本，後治其標。病發而不足標而本之，先治其標後治其本。謹察間甚，以意調之，間者并行，甚者獨行，先小大不利而後生病者治其本。

凡刺之方，必別陰陽，前後相應，逆從得施，標本相移。故曰：有其在標而求之於標，有其在本而求之於本，有其在本而求之於標，有其在標而求之於本，故治有取標而得者，有取本而得者，有逆取而得者，有從取而得者。故知逆與從，正行無問，知標本者，萬舉萬當，不知標本，是謂妄行。

升降不前，氣交有變，即成暴鬱，折鬱扶運，補弱全真，盛瀉餘，令除斯苦。升之不前，即有甚凶也。木欲升而天柱窒抑之，木欲發鬱亦須待時，當刺足厥陰之井。火欲升而天蓬窒抑之，火欲發鬱亦須待時，君火相火同刺包絡之滎。土欲升而天衝窒抑之，土欲發鬱亦須待時，當刺足太陰之俞。金欲升而天英窒抑之，金欲發鬱亦須待時，當刺手太陰之經。水欲升而天內窒抑之，水欲發鬱亦須待時，當刺足少陰之合。

升之不前，可以預備，既明其升，必達其降也。升降之道，皆可先治也。木欲降而地晶窒抑之，降而不入，抑之鬱發，散而可得位，降而鬱發，暴如天間之待時也，降而不下，鬱可速矣，降可折其所勝也，當刺手太陰之所出，刺手陽明之所入。火欲降而地玄窒抑之，降而不入，抑之鬱發，散而可矣，當折其所勝，可散其鬱，當刺足少陰之所出，刺足太陽之所入。土欲降而地蒼窒抑之，降而不下，抑之鬱發，散而可入，當折其勝，可散其鬱，當刺足厥陰之所出，刺足少陽之所入。金欲降而地彤窒抑之，降而不下，散抑之鬱發，散而可入，當折其勝，可散其鬱，當刺心包胳所出，刺手少陽所入也。水欲降而地阜窒抑之，降而不下，抑之鬱發，散而可入，當折其土，可散其鬱，當刺足太陰之所出，刺足陽明之所入。

五運之至，有前後與升降往來，有所承抑之，當取其化源也。是故太過取之，不及資之。太過取之，次抑其鬱，取其運之化源，令折鬱氣。不及扶資，以扶運氣，以避虛邪也。資取之法令出《密語》。

升降之刺，以知要，司天未得遷正，使司化之失其常政，即萬化之或其皆妄。然與民為病，可得先除，太陽復布，即厥陰不遷正，不遷正氣塞於上，當寫足厥陰之所流。厥陰復布，少陰不遷正，不遷正即氣塞於上，當刺心包胳脈之所流。少陰復布，太陰不遷正，不遷正即氣留於上，當刺足太陰之所流。太陰復布，少陽不遷正，不遷正則氣塞未通，當刺手少陽之所流。少陽復布，則陽明不遷正，不遷正則氣未通上，當刺手太陰之所流。陽明復布，太陽不遷正，不遷正則復塞其氣，當刺足少陰之所流。

遷正不前，以通其要，不退，欲折其餘，無令過失，氣過有餘，復作布正，是名不過位也。使地氣不得後化，新司天未可遷正，故復布化令如故也。巳亥之歲天數有餘，故厥陰不退位也，風行於上，木化布天，當刺足厥陰之所入。

子午之歲，天數有餘，故少陰不退位也，熱行於上，火餘化布天，當刺手厥陰之所入。
丑未之歲，天數有餘，故太陰不退位也，溼行於上，雨化布天，當刺足太陰之所入。
寅申之歲，天數有餘，故少陽不退位也，熱行於上，火化布天，當刺手少陽之所入。
卯酉之歲，天數有餘，故陽明不退位也，金行於上，燥化布天，當刺手太陰之所入。
辰戌之歲，天數有餘，故太陽不退位也，寒行於上凜水化布天，當刺足少陰之所入。
故天地氣逆，化成民病，以法刺之，預可平痾。

剛柔二干，失守其位，使天運之氣虛，天地迭移，三年化疫，是謂根之可見，必有逃門。

假令甲子，剛柔失守，剛未正，柔孤而有虧，時序不令，即音律非從，如此三年，變大疫也。詳其微甚，察其淺深，欲至而可刺，刺之，當先補腎俞，次三日，可刺足太陰之所注。又有下位己卯不至，而甲子孤立者，次三年作土癘，其法補瀉，一如甲子同法也。其刺以畢，又不須夜行及遠行，令七日潔，清淨齋戒。所有自來腎有久病者，可以寅時面向南，淨神不亂，思閉氣不息七徧，以引頸嚥氣順之，如嚥氣甚硬物，如此七徧後，餌舌下津令無數。

假令丙寅，剛柔失守，上剛干失守，下柔不可獨主之，中水運非太過，不可執法而定之，布天有餘，而失守上正，天地不合，即律呂音異，如此即天運失序，後三年變疫。詳其微甚，差有大小，徐至即後三年，至甚即首三年，當先補心俞，次五日，可刺腎之所入。又有下位地甲子，辛巳柔不附剛，亦名失守，即地運皆虛，後三年變水癘，即刺法皆如此矣。其刺如畢，慎其大喜欲情於中，如不忌，即其氣復散也，令靜七日，心欲實，令少思。

假令庚辰，剛柔失守，上位失守，下位無合，乙庚金運，故非相招，布天未退，中運勝來，上下相錯，謂之失守，姑洗林鍾，商音不應也，如此則天運化易，三年變大疫。詳其天數，差有微甚，微即微，三年至，甚即甚，三年至，當先肝俞，次三日，可刺肺之所行。刺畢，可靜神七日，慎勿大怒，怒必真氣卻散之。又或在下地甲子乙未失守者，即乙柔干，即上庚獨治之，亦名失守者，即天運孤主之，三年變癘，名曰金癘，其至待時也，詳其地數之等差，亦推其微甚，可知遲速爾。諸位乙庚失守，刺法同，肝欲平，即勿怒。

假令壬午，剛柔失守，上壬未遷正，下丁獨然，即雖陽年，虧及不同，上下失守，相招其有期，差之微甚，各有其數也，律呂二角，失而不和，同音有日，微甚如見，三年大疫，當刺脾之俞，次三日，可刺肝之所出也。刺畢，靜神七日，勿大醉歌樂，其氣復散，又勿飽食，勿食生物，欲令脾實，氣無滯飽，無久坐，食無太酸，無食一切生物，宜甘宜淡。又或地下甲子，丁酉失守其位，未得中司，即氣不當位，下不與壬奉合者，亦名失守，非名合德，故柔不附剛，即地運不合，三年變癘，其刺法一如木疫之法。

假令戊申，剛柔失守，戊癸雖火運，陽年不太過也，上失其剛，柔地獨主，其氣不正，故有邪干，迭移其位，差有淺深，欲至將合，音律先同，如此天運失時，三年之中，火疫至矣，當刺肺之俞。刺畢，靜神七日，勿大悲傷也，悲傷即肺動，而真氣復散也，人欲實肺者，要在息氣也。又或地下甲子，癸亥失守者，即柔失守位也，即上失其剛也，即亦名戊癸不相合德者也，即運與地虛，後三年變癘，即名火癘。

是故立地五年，以明失守，以窪法刺，於是疫之與癘，即是上下剛柔之名也，窮歸一體也，即刺疫法，只有五法，即總其諸位失守，故只歸五行而統之也。

五疫之至，皆相染易，無問大小，病狀相似，不施救療，可得不相移易不相染者，正氣存內，邪不可干，避其毒氣，天牝從來，復得其往，氣出於腦，即不邪干。氣出於腦，即室先想心如日。欲將入於疫室，先想青氣自肝而出，左行於東，化作林木。次想白氣自肺而出，右行於西，化作戈甲。次想赤氣自心而出，南行於上，化作燄明。次想黑氣自腎而出，北行於下，化作水。次想黃氣自脾而出，存於中央，化作土。五氣護身之畢，以想頭上如北斗之煌煌，然後可入於疫室。

人虛即神游失守位，使鬼神外干，是致夭亡，神移失守，雖在其體，然不致死，或有邪干，故令夭壽。只如厥陰失守，天以虛，人氣肝虛，感天重虛，即魂游於上，邪干厥大氣，身溫猶可刺之，刺其足少陽之所過，次刺肝之俞。人病心虛，又遇君相二火司天失守，感而三虛，遇火不及，黑尸鬼犯之，令人暴亡，可刺手少陽之所過，復刺心俞。人脾病，又遇太陰司天失守，感而三虛，又遇土不及，青尸鬼邪犯之於人，令人暴亡，可刺足陽明之所過，復刺脾之俞。人肺病，遇陽明司天失守，感而三虛，又遇金不及，有赤尸鬼干人，令人暴亡，可刺手陽明之所過，復刺肺俞。人腎病，又遇太陽司天失守，感而三虛，又遇水運不及之年，有黃尸鬼干犯人正氣，吸人神魂，致暴亡，可刺足太陽之所過，刺足少陽之俞。

十二藏之相使，神失位，使神彩之不圓，恐邪干犯，治之可刺。心者，君主之官，神明出焉，可刺手少陰之源。肺者，相傳之官，治節出焉，可刺手太陰之源。肝者，將軍之官，謀慮出焉，可刺足厥陰之源。膽者，中正之官，決斷出焉，可刺足少陽之源。膻中者，臣使之官，喜樂出焉，可刺心包胳所流。脾為諫議之官，知周出焉，可刺脾之源。胃為倉廩之官，五味出焉，可刺胃之源。大腸者，傳道之官，變化出焉，可刺大腸之源。小腸者，受盛之官，化物出焉，可刺小腸之源。腎者，作強之官，伎巧出焉，刺其腎之源。

三焦者，決瀆之官，水道出焉，刺三焦之源。膀胱者，州都之官，精液藏焉，氣化則能出矣，刺膀胱之源。凡此十二官者，不得相失也。是故刺法有全神養真之旨，亦法有修真之道，非治疾也，故要修養和神也。道貴常存，補神固根，精氣不散，神守不分，然即神守而雖不去，亦全真，人神不守，非達至真，至真之要，在乎天玄，神守天息，復入本元，命曰歸宗。

上下升降，遷正退位，各有經論，上下各有不前，故名失守也。是故氣交失易位，氣交迺變，變易非常，即四時失序，萬化不安，變民病也。

氣交有變，是謂天地機，但欲降而不得降者，地窒刑之。又有五運太過，而先天而至者，即交不前，但欲升而不得其升，中運抑之，但欲降而不得其降，中運抑之。於是有升之不前，降之不下者，升而至天者，有升降俱不前，作如此之分別，即氣交之變，變之有異，常各各不同，災有微甚者也。

氣交遇會勝抑之由，變成民病，輕重‥勝相會，抑伏使然。是故辰戌之歲，木氣升之，主逢天柱，勝而不前。又遇庚戌，金運先天，中運勝之，忽然不前。木運升天，金迺抑之，升而不前，即清生風少，肅殺於春，露霜復降，草木乃萎。民病溫疫早發，咽嗌迺乾，四肢滿，肢節皆痛。久而化鬱，即大風摧拉，折隕鳴紊。民病卒中偏痹，手足不仁。

己亥之歲，君火升天，主窒天蓬，勝之不前。又厥陰木遷正，則少陰未得升天，水運以至其中者。君火欲升，而中水運抑之，升之不前，即清寒復作，冷生旦暮。民病伏陽，而內生煩熱，心神驚悸，寒熱閒作。日久成鬱，即暴熱廼至，赤風腫翳，化疫，溫癘暖作，赤氣瘴而化火疫，皆煩而躁渴，渴甚治之以泄之可止。

子午之歲，太陰升天，主窒天沖，勝之不前。又或遇壬子，木運先天而至者，中木遇抑之也。升天不前，即風埃四起，時舉埃昏，雨溼不化。民病風厥涎潮，偏痹不隨，脹滿。久而伏鬱，即黃埃化疫也，民病夭亡，臉肢府黃疸滿閉，溼令弗布，雨化廼微。

丑未之年，少陽升天，主窒天蓬，勝之不前。又或遇太陰未遷正者，即少陰未升天也，水運以至者。升天不前，即寒雰反布，凜冽如冬，水復涸，冰再結，暄暖乍作，冷復布之，寒暄不時。民病伏陽在內，煩熱生中，心神驚駭，寒熱閒爭。以久成鬱，即暴熱廼生，赤風氣瞳翳，化成鬱癘，廼作伏熱內煩，痹而生厥，甚則血溢。

寅申之年，陽明升天，主窒天英，勝之不前。又或遇戊戌寅，火運先天而至。金欲升天，火運抑之，升之不前，即時雨不降，西風數舉，鹹鹵燥生。民病上熱喘嗽血溢。久而化鬱，即白埃翳霧，清生殺氣，民病脅滿悲傷，寒鼽嚏嗌乾，手拆皮膚燥。

卯酉之年，太陽升天，土窒天內，勝之不前。又遇陽明未遷正者，即太陽未升天也，土運以至。水欲升天，土運抑之，升之不前，即溼而熱蒸，寒生雨閒。民病注不，食不及化。久而成鬱，冷來客熱，冰雹卒至。民病厥逆而噦，熱生於內，氣痹於外，足脛痠疼，反生心悸懊熱，暴煩而復厥。

所謂升已降也。至天三年，次歲必降，降而入地，始為左間也。如此升降往來，命之六紀者矣。是故丑未之歲，厥陰降地，主窒地皛，勝而不前。又或遇少陰未退位，即厥陰未降下，金運以至中。金運承之，降之不下，抑之變鬱，木欲降下，金承之，降而不下，蒼埃遠見，白氣承之，風舉埃昏，清躁行殺，霜露復下，肅殺布令。久而不降，抑之化鬱，即作風躁相伏，暄而反清，草木萌動，殺霜乃，蟄未見，懼清傷藏。

寅申之歲，少陰降地，主窒地玄，勝之不入。又或遇丙申丙寅，水運太過，先天而至。君火欲降，水運承之，降而不下，即彤雲纔見，黑氣反生，暄暖如舒，寒常布雪，凜冽復作，天雲慘悽。久而不降，伏之化鬱，寒勝復熱，赤風化疫，民病面赤心煩，頭痛目眩也，赤氣彰而溫病欲作也。

卯酉之歲，太陰降地，主窒地蒼，勝之不入。又或少陽未退位者，即太陰未得降也，或木運以至。木運承之，降而不下，即黃雲見而青霞彰，鬱蒸作而大風，霧翳埃勝，折損迺作。久而不降也，伏之化鬱，天埃黃氣，地布溼蒸，民病四肢不舉，昏眩肢節痛，腹滿填臆。

辰戌之歲，少陽降地，主窒地玄，勝之不入。又或遇水運太過，先天而至也。水運承之，水降不下，即彤雲纔見，黑氣反生，暄暖欲生，冷氣卒至，甚即冰雹也。久而不降，伏之化鬱，冷氣復熱，赤風化疫，民病面赤心煩，頭痛目眩也，赤氣彰而熱病欲作也。

巳亥之歲，陽明降地，主窒地彤，勝而不入。又或遇太陰未退位，即少陽未得降，即火運以至之。火運承之不下，即天清而肅，赤氣迺彰，暄熱反作。民皆旨倦，夜臥不安，咽乾引飲，懊熱內煩，大清朝暮，暄還復作，久而不降，伏之化鬱，天清薄寒，遠生白氣。民病掉眩，手足直而不仁，兩脅作痛，滿目忙忙。

子午之年，太陽降地，主窒地阜勝之，降而不入。又或遇土運太過，先天而至。土運承之，降而不入，即天彰黑氣，瞑暗悽慘，纔施黃埃而布溼，寒化令氣，蒸溼復令。久而不降，伏之化鬱，民病大厥，四肢重怠，陰痿少力，天布沈陰，蒸溼閒作。

正司中位，是謂遷正位，司天不得其遷正者，即前司天以過交司之。即遇司天太過有餘日也，即仍舊治天數，新司天未得遷正也。

厥陰不遷正，即風暄不時，花卉萎瘁，民病淋溲，目系轉，轉筋喜怒，小便赤。風欲令而寒由不去，溫暄不正，春正失時。

少陰不遷正，即冷氣不退，春冷後寒，暄暖不時。民病寒熱，四肢煩痛，腰脊強直。木氣雖有餘，位不過於君火也。

太陰不遷正，即雲雨失令，萬物枯焦，當生不發。民病手足肢節腫滿，大腹水腫，填臆不食，飧泄脅滿，四肢不舉。雨化欲令，熱猶治之，溫煦於氣，亢而不澤。

少陽不遷正，即炎灼弗令，苗莠不榮，酷暑於秋，肅殺晚至，霜露不時。民病痻瘧骨熱，心悸驚駭，甚時血溢。

陽明不遷正，則暑化於前，肅於後，草木反榮。民病寒熱鼽嚏，皮毛折，爪甲枯焦，甚則喘嗽息高，悲傷不樂。熱化乃布，燥化未令，即清勁未行，肺金復病。

太陽不遷正，即冬清反寒，易令於春，殺霜在前，寒冰於後，陽光復治，凜冽不作，雰雲待時。民病溫癘至，喉閉溢乾，煩燥而渴，喘息而有音也。寒化待燥，猶治天，氣過失序，與民作災。

遷正早晚，以命其旨，所謂不退者，即天數未終，即天數有餘，名曰復布政，故名曰再治天也，即天令如故而不退位也。

厥陰不退位，即大風早舉，時雨不降，溼令不化，民病溫疫，疵廢風生，民病皆肢節痛，頭目痛，伏熱內煩，咽喉乾引飲。

少陰不退位，即溫生春冬，蟄蟲早至，草木發生，民病膈熱咽乾，血溢驚駭，小便赤澀，丹瘤疹瘡瘍留毒。太陰不退位，而取寒暑不時，埃昏布作，溫令不去，民病四支少力，食飲不下，泄注淋滿，足脛寒，陰痿閉塞，失溺小便數。

少陽不退位，即熱生於春，暑迺後化，冬溫不凍，流水不冰，蟄蟲出見，民病少氣，寒熱更作，便血上熱，小腹堅滿，小便赤沃，甚則血溢。

陽明不退位，即春生清冷，草木晚榮，寒熱間作，民病嘔吐暴注，食飲不下，大便乾燥，四肢不舉，目瞑掉眩。

地下遷正升及退位不前之法，即地土產化，萬物失時之化也。

天地二甲子，十干十二支。上下經緯天地，數有迭移，失守其位，失之迭位者，謂雖得歲正，未得正位之司，即四時不節，即生大疫。注《玄珠密語》云：陽年三十年，除六年天刑，計有太過二十四年，除此六年，皆作太過之用，令不然之旨。今言迭支迭位，皆可作其不及也。

假令甲子陽年，土運太窒，如癸亥天數有餘者，年雖交得甲子，厥陰猶尚治天，地已遷正，陽明在泉，去歲少陽以作右間，即厥陰之地陽明，故不相和奉者也。癸巳相會，土運太過，虛反受木勝，故非太過也，何以言土運太過，況黃鐘不應太窒，木既勝而金還復，金既復而少陰如至，既木勝如火而金復微，如此則甲己失守，後三年化成土疫，晚至於卯，早至丙寅，土疫至也，大小善惡，推其天地，詳乎太一。又只如甲子年，如甲至子而合，應交司而治天，即下己未遷正，而戊寅少陽未退位者，亦甲己下有合也，即土運非太過，而木乃乘虛而勝土也，金次又行復勝之，即反邪化也。陰陽天地殊異爾，故其大小善惡，一如天地之法旨也。

假令丙寅陽年太過，如乙丑天數有餘者，雖交得丙寅，太陰尚治天也，地已遷正，厥陰司地，去歲太陽以作右間，即天太陰而地厥，故地不奉天化也。乙辛相會，水運太虛，反受土勝，故非太過，即太簇之管，太羽不應，土勝而雨化，水復即風，此者丙辛失守其會，後三年化成水疫，晚至己巳，早至戊辰，甚即速，微即徐，水疫至也，大小善惡推其天地數，乃太乙游宮。又只丙寅年，丙至寅且合，應交司而治天，即辛巳未得遷正，而庚辰太陽未退位者，亦丙辛不合德也，即水運亦小虛而小勝，或有復，後三年化癘，名曰水癘，其狀如水疫，治法如前。

假令庚辰陽年太過，如己卯天數有餘者，雖交庚辰年也，陽明猶尚治天，地以遷正，太陰司地，去歲少陰以作右間，即天陽明而地太陰也，故地下奉天也。乙巳相會，金運太虛，反受火勝，故非太過也，即姑洗之管，太商不應，火勝熱化，水復寒刑，此乙庚失守，其後三年化成金疫也，速至壬午，徐至癸未，金疫至也，大小善惡，推本年天數及太一也。又只如庚辰，如庚至辰，且應交司而治天，即下乙未未得遷正者，即地甲午少陰未退位者，且乙庚不合德也，即下乙未，干失剛，亦金運小虛也，有小勝或無復，後三年化癘，名曰金癘，其狀如金疫也，治法如前。

假令壬午陽年太過，如辛巳天數有餘者，雖交後壬午年也，厥陰猶尚治天，地已遷正，陽明在泉，去歲丙申少陽以作右間，即天厥陰而地陽明，故地不奉天者也。丁辛相合會，木運太虛，反受金勝，故非太過也，即蕤賓之管，太角不應，金行燥勝，火化熱復甚即速，微即徐，疫至大小善惡，推疫至之年天數及太一。又只如壬至午，且應交司而治之，即下丁酉未得遷正者，即地下丙申少陽未得退位者，見丁壬不合德也，即丁柔干失剛，亦木運小虛也，有小勝小復。後三年化癘，名曰木癘，其狀如風疫，法治如前。

假令戊申陽年太過，如丁未天數太過者，雖交得入申年也，太陰尚治天，地已遷正，厥陰在泉，去歲壬戌太陽以退位作右間，即天丁未，地癸亥，故地不奉天化也。丁癸相會，火運太虛反受火勝，故非太過也，即夷則之管，上太徵不應，此戊癸失守其會，後三年化疫也，速至庚戌，大小善惡，推疫至之年天數及大一。又只如戊申，如戊至申，且應交司而治天，即下癸亥未得遷正者，即地下壬戌太陽未退位者，見戊癸未合德也，即下癸柔干失剛，見火運小虛也，有小勝或無復也，後三年化癘名曰火癘也，治法如前，治之法可寒之泄之。

人氣不足，天氣如虛，人神失守，神光不聚，邪鬼干人，致有夭亡，人之五藏，一藏不足，又會天虛，感邪之至也。人憂愁思慮即傷心，又或遇少陰司天，天數不及，太陰作接間至，即謂天虛也，此即人氣天氣同虛也。又遇驚而奪精，汗出於心，因而三虛，神明失守，心為君主之官，神明出焉，神失守位，即神游上丹田，在帝太一帝君泥九君下，神既失守，神光不聚，卻遇火不及之歲，有黑尸鬼見之，令人暴亡。人飲食勞倦即傷脾，又或遇太陰司天，天數不及，即少陽作接間至，即謂之虛也，此即人氣虛而天氣虛也。又遇飲食飽甚，汗出於胃，醉飽行房，汗出於脾，因而三虛，脾神失守，脾為諫議之官，智周出焉，神既失守，神光失位而不聚也，卻遇土不及之年，或已年或甲年失守，或太陰天虛，青尸鬼見之，令人卒亡。人久坐溼地，強力入水即傷腎，腎為作強之官，伎巧出焉，因而三虛，腎神失守，神志失位，神光不聚，卻遇水不及之年，或辛不會符，或丙年失守，或太陽司天虛，有黃尸鬼至，見之令人暴亡。人或恚怒，氣逆上而不下，即傷肝也。又遇厥陰司天，天數不及，即少陰作接間至，是謂天虛也，此謂天虛人虛也。又遇疾走恐懼，汗出於肝，肝為將軍之官，謀慮出焉，神位失守，神光不聚，又遇木不及年，或丁年不符，或壬年失守，或厥陰司天虛也，有白尸鬼見之，令人暴亡也。已上五失守者，天虛而人虛也，神游失守其位，即有五尸鬼干人，令人暴亡，也謂之日尸厥。人犯五神易位，即神光不圓也，非但尸鬼，即一切邪犯者，皆是神失守位故也。此謂得守者生，失守者死，得神昌，失神者亡。

五藏有六府，六府有十二原，十二原出於四關，四關主治五藏。五藏有疾，當取之十二原。十二原者，五藏之所以稟三百六十五節氣味也。五藏有疾也，應出十二原。

十二原各有所出。明知其原，睹其應，而知五藏之害矣。陽中之少陰，肺也，其原出於太淵，太淵二。陽中之太陽，心也，其原出於大陵，大陵二。陰中之少陽，肝也，其原出於太沖，太沖二。陰中之至陰，脾也，其原出於太白，太白二。陰中之太陰，腎也，其原出於太溪，太溪二。膏之原，出於鳩尾，鳩尾一。肓之原，出於脖胦，脖胦一。凡此十二原者，主治五藏六府之有疾者也。

人迎一盛，寫足少陽而補足厥陰，二寫一補，日一取之，必切而驗之，疏取之，上氣和乃止。人迎二盛，寫足太陽補足少陰，二寫一補，二日一取之，必切而驗之，疏取之，上氣和乃止。人迎三盛，寫足陽明而補足太陰，二寫一補，日二取之，必切而驗之，疏取之，上氣和乃止。

脈口一盛，寫足厥陰而補足少陽，二補一寫，日一取之，必切而驗之，疏而取，上氣和乃止。脈口二盛，寫足少陰而補足太陽，二補一寫，二日一取之，必切而驗之，疏取之，上氣和乃止。脈口三盛，寫足太陰而補足陽明，二補一寫，日二取之，必切而驗之，疏而取之，上氣和乃止。所以日二取之者，太、陽主胃，大富於穀氣，故可日二取之也。

胃者水穀之海，其輸上在氣街，下至三里；衝脈者，為十二經之海，其輸上在於大杼，下出於巨虛之上下廉；膻中者，為氣之海，其輸上在於柱骨之上下，前在於人迎，腦為髓之海，其輸上在於其蓋，下在風府。

寅者，正月之生陽也，主左足之少陽；未者，六月，主右足之少陽。卯者，二月，主左足之太陽；午者，五月，主右足之太陽。辰者，三月，主左足之陽明；巳者，四月，主右足之陽明。此兩陽合於前，故曰陽明。申者，七月之生陰也，主右足之少陰；丑者，十二月，主左足之少陰；酉者，八月，主右足之太陰；子者，十一月，主左足之太陰；戌者，九月，主右足之厥陰；亥者，十月，主左足之厥陰；此兩陰交盡，故曰厥陽。

甲主左手之少陽；己主右手之少陽；乙主左手之太陽，戊主右手之太陽；丙主左手之陽明，丁主右手之陽明，此兩火并合，故為陽明。庚主右手之少陰，癸主左手之少陰，辛主右手之太陰，壬主左手之太陰。

以一日分為四時，朝則為春，日中為夏，日入為秋，夜半為冬。朝則人氣始生，病氣衰，故旦慧；日中人氣長，長則勝邪，故安；夕則人氣始衰，邪氣始生，故加；夜半人氣入藏，邪氣獨居於身，故甚也。

庭者，首面也；闕上者，咽喉也；闕中者，肺也；下極者，心也；直下者，肝也；肝左者，膽也；下者，脾也；方上者，胃也；中央者，大腸也；挾大腸者，腎也；當腎者，臍也；面王以上者，小腸也，面王以下者，膀胱子處也；顴者，肩也；顴後者，臂也；臂下者，手也；目內眥上者，膺乳也；挾繩而上者，背也；循牙車以下者，股也；中央者，膝也；膝以下者，脛也；當脛以下者，足也；巨分者，股裏也；巨屈者，膝臏也。此五藏六府肢節之部也，各有部分。有部分，用陰和陽，用陽和陰，當明部分，萬舉萬當。能別左右，是謂大道；男女異位，故曰陰陽。審察澤夭，謂之良工。

沉濁為內，浮澤為外。黃赤為風，青黑為痛，白為寒，黃而膏潤為膿，赤甚者為血痛，甚為攣，寒甚為皮不仁。五色各見其部，察其浮沉，以知淺深；察其澤夭，以觀成敗；察其散摶，以知遠近；視色上下，以知病處；積神於心，以知往今。故相氣不微，不知是非，屬意勿去，乃知新故。色明不麤，沉夭為甚，不明不澤，其病不甚。其色散，駒駒然，未有聚；其病散而氣痛，聚未成也。

天地之間，六合之內，不離於五，人亦應之。先立五形金木水火土，別其五色，異其五形之人，而二十五人具矣。

木形之人，比于上角似於蒼帝，其為人蒼色，小頭，長面大肩背直身小，手足好。有才，勞心少力多憂，勞於事，能春夏不能秋冬感而病生。足厥陰，佗佗然，大角之人比於左足少陽，少陽之上遺遺然。左角之人比於右足少陽，少陽之下隨隨然。釱角之人，比於右足少陽，少陽之上推推然。判角之人比於左足少陽，少陽之下枯枯然。

火形之人，比於上徵，似於赤帝。其為人赤色廣朋脫面小頭，好肩背，髀腹小手足，行安地疾心，行搖肩背肉滿。有氣輕財少信多慮，見事明好顏，急心不壽暴死。能春夏不能秋冬，秋冬感而病生，手少陰核核然。質徵之人，比於左手太陽，太陽之上，肌肌然，少徵之人比於右手太陽，太陽之下慆慆然，右徵之人比於右手太陽，太陽之上鮫鮫然。質判之人，比於左手太陽，太陽之下支支頤頤然。

土形之人，比於上宮，似於上古黃帝，其為人黃色圓面、大頭、美肩背、大腹、美股脛、小手足、多肉、上下相稱行安地，舉足浮。安心，好利人不喜權勢，善附人也。能秋冬不能春夏，春夏感而病生，足太陰，敦敦然。大宮之人比於左足陽明，陽明之上婉婉然。加宮之人，比於左足陽明，陽明之下坎坎然。少宮之人，比於右足陽明，陽明之上，樞樞然。左宮之人，比於右足陽明，陽明之下，兀兀然。

金形之人比於上商，似於白帝，其為人方面白色、小頭、小肩背小腹、小手足如骨發踵外，骨輕。身清廉，急心靜悍，善為吏，能秋冬，不能春夏，春夏感而病生。手太陰敦敦然，釱商之人比於左手陽明，陽明之上，廉廉然。右商之人，比於左手陽明，陽明之下脫脫然。左商之人比於右手陽明，陽明之上監監然。少商之人，比於右手陽明，陽明之下，嚴嚴然。

水形之人，比於上羽，似於黑帝，其為人，黑色面不平，大頭廉頤，小肩大腹動手足，發行搖身下尻長，背延延然。不敬畏善欺紿人，戮死。能秋冬不能春夏，春夏感而病生。足少陰汗汗然。大羽之人，比於右足太陽，太陽之上，頰頰然。少羽之人，比於左足太陽，太陽之下潔潔然。眾之為人，比於右足太陽，太陽之下潔潔然。桎之為人，比於左足太陽，太陽之上安安然。是故五形之人二十五變者，眾之所以相欺者是也。

右徵與少徵，調右手太陽上。左商與左徵，調左手陽明上。少徵與大宮，調左手陽明上。右角與大角，調右手少陽下。大徵與少徵，調左手太陽上。眾羽與少羽，調右足太陽下。少商與右商調右手太陽下。桎羽與眾羽，調右足太陽下。少宮與大宮，調右足陽明下。判角與少角，調右足少陽下。釱商與上商，調右足陽明下。釱商與上角，調左足太陽下。

上徵與右徵同穀麥、畜羊、果杏，手少陰藏心，色赤味苦，時夏。上羽與大羽，同穀大豆，畜彘，果栗，足少陰藏腎，色黑味鹹，時冬。上宮與大宮同穀稷，畜牛，果棗，足太陰藏脾，色黃味甘，時季夏。上商與右商同穀黍，畜雞，果桃，手太陰藏肺，色白味辛，時秋。上角與大角，同穀麻、畜犬、果李，足厥陰藏肝，色青味酸，時春。

大宮與上角，同右足陽明上，左角與大角，同左足陽明上，少羽與大羽同右足太陽下，左商與右商，同左手陽明上，加宮與大宮同左足少陽上，質判與大宮，同左手太陽下，判角與大角同左足少陽下，大羽與大角，同右足太陽上，大角與大宮同右足少陽上，右徵、少徵、質徵、上徵、判徵、右角、釱角、上角、大角、判角。右商、少商、釱商、上商、左商。少宮、上宮、大宮、加宮、左角宮。眾羽、桎羽、上羽、大羽、少羽。

衛氣之行，出入之合：歲有十二月，日有十二辰，子午為經，卯酉為緯。天周二十八宿，而一面七星，四七二十八星。房昴為緯，虛張為經。是故房至畢為陽，昴至心為陰。陽主晝，陰主夜。故衛氣之行，一日一夜五十周於身，晝日行於陽二十五周，夜行於陰二十五周，周於五藏。

平旦陰盡，陽氣出於目，目張則氣上行於頭，循項下足太陽，循背下至小趾之端。其散者，別於目銳眥，下手太陽，下至手小指之間外側。其散者，別於目銳眥，下足少陽，注小趾次趾之間。以上循手少陽之分側，下至小指之間。別者以上至耳前，合於頷脈，注足陽明以下行，至跗上，入五趾之間。其散者，從耳下下手陽明，入大指之間，入掌中。其至於足也，入足心，出內踝，下行陰分，復合於目，故為一周。

是故日行一舍，人氣行一周與十分身之八；日行二舍，人氣行三周於身與十分身之六；日行三舍，人氣行於身五周與十分身之四；日行四舍，人氣行於身七周與十分身之二；日行五舍，人氣行於身九周；日行六舍，人氣行於身十周與十分身之八；日行七舍，人氣行於身十二周在身與十分身之六；日行十四舍，人氣二十五周於身有奇分與十分身之二，陽盡於陰，陰受氣矣。其始入于陰，常從足少陰注于腎，腎注于心，心注于肺，肺注于肝，肝注于脾，脾復注于腎為周。是故夜行一舍，人氣行於陰藏一周與十分藏之八，亦如陽行之二十五周，而復合於目。陰陽一日一夜，合有奇分十分身之四，與十分藏之二，是故人之所以臥起之時，有早晏者，奇分不盡故也。

水下一刻，人氣在太陽；水下二刻，人氣在少陽；水下三刻，人氣在陽明；水下四刻，人氣在陰分。水下五刻，人氣在太陽；水下六刻，人氣在少陽；水下七刻，人氣在陽明；水下八刻，人氣在陰分。水下九刻，人氣在太陽；水下十刻，人氣在少陽；水下十一刻，人氣在陽明；水下十二刻，人氣在陰分。水下十三刻，人氣在太陽；水下十四刻，人氣在少陽；水下十五刻，人氣在陽明；水下十六刻，人氣在陰分。水下十七刻，人氣在太陽；水下十八刻，人氣在少陽；水下十九刻，人氣在陽明；水下二十刻，人氣在陰分。水下二十一刻，人氣在太陽；水下二十二刻，人氣在少陽；水下二十三刻，人氣在陽明；水下二十四刻，人氣在陰分。水下二十五刻，人氣在太陽，此半日之度也。從房至畢一十四舍水下五十刻，日行半度，回行一舍，水下三刻與七分刻之四。大要曰：常以日之加於宿上也，人氣在太陽，是故日行一舍，人氣行三陽行與陰分，常如是無已，天與地同紀，紛紛紛紛，終而復始，一日一夜水下百刻而盡矣。

太一常以冬至之日，居葉蟄之宮四十六日，明日居天留四十六日，明日居倉門四十六日，明日居陰洛四十五日，明日居天宮四十六日，明日居玄委四十六日，明日居倉果四十六日，明日居新洛四十五日，明日復居葉蟄之宮，曰冬至矣。

太一日遊，以冬至之日，居葉蟄之宮，數所在日，從一處至九日，復返於一。常如是無已，終而復始。

太一移日，天必應之以風雨，以其日風雨則吉，歲美民安少病矣。先之則多雨，後之則多汗。太一在冬至之日有變，占在君；太一在春分之日有變，占在相；太一在中宮之日有變，占在吏；太一在秋分之日有變，占在將；太一在夏至之日有變，占在百姓。所謂有變者，太一居五宮之日，病風折樹木，揚沙石，各以其所主，占貴賤。因視風所從來而占之，風從其所居之鄉來為實風，主生，長養萬物；從其沖後來為虛風，傷人者也，主殺，主害者。謹候虛風而避之，故聖人日避虛邪之道，如避矢石然，邪弗能害，此之謂也。

是故太一入徙立於中宮，乃朝八風，以占吉凶也。風從南方來，名曰大弱風，其傷人也，內舍於心，外在於脈，氣主熱。風從西南方來，名曰謀風，其傷人也，內舍於脾，外在於肌，其氣主為弱。風從西方來，名曰剛風，其傷人也，內舍於肺，外在於皮膚，其氣主為燥。風從西北方來，名曰折風，其傷人也，內舍於小腸，外在於手太陽脈，脈絕則溢，脈閉則結不通，善暴死。風從北方來，名曰大剛風，其傷人也，內舍於腎，外在於骨與肩背之膂筋，其氣主為寒也。風從東北方來，名曰凶風，其傷人也，內舍於大腸，外在於兩脅腋骨下及肢節。風從東方來，名曰嬰兀風，其傷人也，內舍於肝，外在於筋紐，其氣主為身濕。風從東南方來，名曰弱風，其傷人也，內舍於胃，外在肌肉，其氣主體重。此八風皆從其虛之鄉來，乃能病人。三虛相搏，則為暴病卒死。兩實一虛，病則為淋露寒熱。犯其兩濕之地，則為痿。故聖人避風，如避矢石焉。其有三虛而偏中於邪風，則為仆偏枯矣。

邪客於風府，病循膂而下，衛氣一日一夜，常大會於風府，其明日日下一節，故其日作晏，此其先客於脊背也。故每至於風府則腠理開，腠理開則邪氣入，邪氣入則病作，此所以日作尚晏也。衛氣之行風府，日下一節，二十一日下至尾底，二十二日入脊內，注于伏沖之脈，其行九日，出於缺盆之中，其氣上行，故其病稍益至。其內搏於五藏，橫連募原，其道遠，其氣深，其行遲，不能日作，故次日乃蓄積而作焉。

正月朔日，太一居天留之宮，其日西北風，不雨，人多死矣。正月朔日，平旦北風，春，民多死。正月朔日，平旦北風行，民病多者，十有三也。正月朔日，日中北風，夏，民多死。正月朔日，夕時北風，秋，民多死。終日北風，大病死者十有六。正月朔日，風從南方來，命曰旱鄉；從西方來，命曰白骨，將國有殃，人多死亡。正月朔日，風從東方來，發屋，揚沙石，國有大災也。正月朔日，風從東南方行，春有死亡。正月朔日，天利溫不風糴賤，民不病；天寒而風，糴貴，民多病。此所謂候歲之風，殘傷人者也。二月丑不風，民多心腹病；三月戌不溫，民多寒熱；四月已不暑，民多癉病；十月申不寒，民多暴死。諸所謂風者，皆發屋，折樹木，揚沙石起毫毛，發腠理者也。

五藏六府之精氣，皆上注于目而為之精。精之窠為眼，骨之精為瞳子，筋之精為黑眼，血之精為絡其窠，氣之精為白眼，肌肉之精為約束，裹擷筋骨血氣之精，而與脈并為系。上屬於腦，後出於項中。故邪中於項，因逢其身之虛，其入深，則隨眼系以入于腦。入于腦則腦轉，腦轉則引目系急。目系急則目眩以轉矣。

後記：膽結石切除的心路歷程

寒冬的清晨5點，14°C，我穿上一件高領夾克就出門了，準備到台大醫院的門口排現場門診掛號。搭計程車到了現場已經有二三十人在那排隊了，聽說有人三點多就來排了。上星期因噁心、上腹部脹痛，氣功診治時好時壞，到台大醫院掛急診，經腹部超音波發現膽結石，為了確認膽石的狀況，想回門診再做一次超音波，但是網路預約掛號都已額滿，經查現場掛號每個醫師有預留二個名額，每天早上7點半開始掛號。

現場排隊人潮已有近百人左右，我排第三十個，到了5點40分，七八個保全分科別將人潮順序帶到各科掛號處已6點40分，於是坐在掛號室到了7點半才掛到號，在台大醫院內庭遊繞了一圈，到了9點開診，醫師問診後安排了四天後的超音波檢查，讓我希望落空，沮喪地離開，轉而到一家私人診所做自費超音波，確定膽囊結石1.2公分。心中於是有個決定，準備做膽石的氣功粉碎實驗。靈樞九宮八風篇云：風折樹枝起沙石；又云：聖人避風如避尖石。此處樹枝該是指纖維瘤之類，而沙石尖石該是指結石之類。其大意是氣功對與細胞相關的疾病有效，與細胞代謝無關的結石良性腫瘤等無效。話雖如此卻走上實驗一途。先以折風冬藏再以兇風配合氣功實驗一週，過程艱辛疼痛難受，再找別家診所做超音波，結果結石不變讓人失望。繼續努力，第二波實驗，引用宇宙暗力碎石，過程也是艱辛疼痛，一週後再找診所確認超音波，也是結石沒有變化。綜上實驗氣功要消除結石必須更進一步研究。所以最後在國泰醫院將膽囊結石以外科微創手術切除了。

取出的石頭如小指頭大小，外觀有利刃樣突出會造成割傷，走路時石頭晃動到處割，造成膽囊出血，膽道痙攣放射到上腹胸背疼痛，噁心無法進食，苦不堪言。開完刀後所有症狀都消失了，要注意飲食清淡，適應半年後再慢慢調整回以前飲食習慣。住院兩天就出院了，回家自己靜養，三餐稀飯為主，按時服用醫院開的止痛抗痙攣藥，滿七天到醫院拆線，然而上腹部因鈦合金夾住膽管引起的脹痛隨著藥效起伏，必須以氣功輔助止痛，到第十天乾脆停藥而以氣功全程止痛，在鈦合金夾膽管端以折風春生秋收冬藏消炎及組織纖維化，終於好轉不痛了，偶而痛的強度轉弱了，最後全好了。此次開刀手術得到一個寶貴體驗：氣功是細胞的生命現象，沒有參與細胞代謝的異物是沒辦法用氣功移除的，除非氣功達到了很高的境界。

國家圖書館出版品預行編目資料

病魔剋星黃帝內經氣功 / 宋玉琦 著 --初版--
臺北市：博客思：2020.02
ISBN：978-957-9267-49-6（平裝）
1.內經 2.中醫理論 3.氣功
413.11 108023187

醫療保健 7

病魔剋星黃帝內經氣功

作　　者：宋玉琦
編　　輯：沈彥伶
美　　編：曾幸涵
封面設計：曾幸涵
出 版 者：博客思出版事業網
發　　行：博客思出版事業網
地　　址：台北市中正區重慶南路1段121號8樓之14
電　　話：(02)2331-1675或(02)2331-1691
傳　　真：(02)2382-6225
E—MAIL：books5w@gmail.com或books5w@yahoo.com.tw
網路書店：http://bookstv.com.tw/
https://www.pcstore.com.tw/yesbooks/
博客來網路書店、博客思網路書店
三民書局、金石堂書店
總 經 銷：聯合發行股份有限公司
電　　話：(02) 2917-8022　傳 真：(02) 2915-7212
劃撥戶名：蘭臺出版社 帳號：18995335
香港代理：香港聯合零售有限公司
地　　址：香港新界大蒲汀麗路36號中華商務印刷大樓
C&C Building, 36,Ting, Lai, Road, Tai,Po, New,Territories
電　　話：(852)2150-2100　傳真：(852)2356-0735
出版日期：2020年2月 初版
定　　價：新臺幣360元整（平裝）
ISBN：978-957-9267-49-6